DU
FIBROME UTÉRIN

COMPLIQUÉ DE

CANCER ÉPITHÉLIAL

PAR

Le Dr Eugène VERSTRAETE

DE L'UNIVERSITÉ DE PARIS
ANCIEN INTERNE DES HOPITAUX DE LILLE
DE L'HOPITAL DES ENFANTS, DE LA MATERNITÉ SAINTE-ANNE
LAURÉAT DE L'INTERNAT (1897). — PRIX FÉRON-VRAU (1898)
MEMBRE ADJOINT DE LA SOCIÉTÉ ANATOMO-CLINIQUE

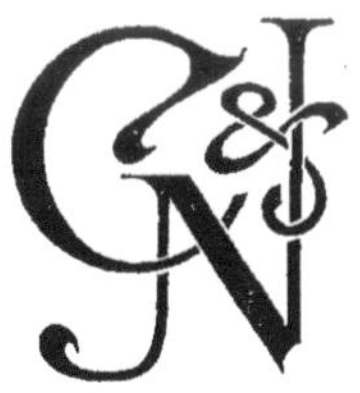

PARIS
GEORGES CARRÉ ET C. NAUD, ÉDITEURS
3, RUE RACINE, 3

—

1899

A LA MÉMOIRE VÉNÉRÉE DE MON PÈRE

A MA MÈRE

Hommage de vive reconnaissance.

A MES PARENTS

A MES AMIS

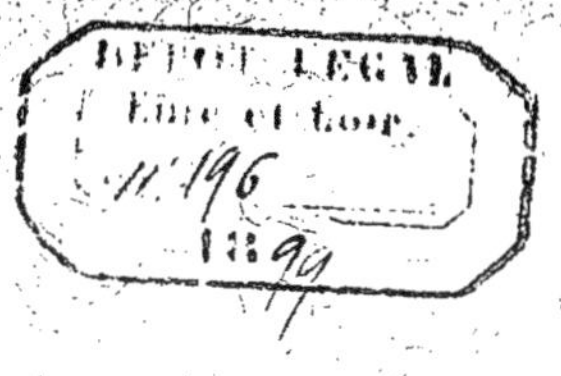

DU
FIBROME UTÉRIN

COMPLIQUÉ DE

CANCER ÉPITHÉLIAL

PAR

Le Dr Eugène VERSTRAETE
DE L'UNIVERSITÉ DE PARIS
ANCIEN INTERNE DES HOPITAUX DE LILLE
DE L'HOPITAL DES ENFANTS, DE LA MATERNITÉ SAINTE-ANNE
LAURÉAT DE L'INTERNAT (1897). — PRIX FÉRON-VRAU (1898)
MEMBRE ADJOINT DE LA SOCIÉTÉ ANATOMO-CLINIQUE

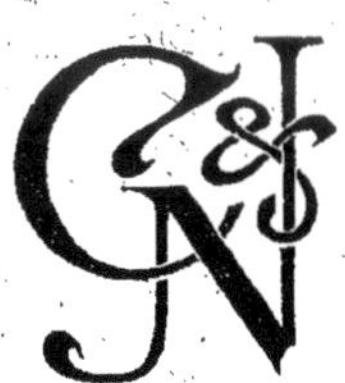

PARIS
GEORGES CARRÉ ET C. NAUD, ÉDITEURS
3, RUE RACINE, 3

1899

A M. LE DOCTEUR DURET

PROFESSEUR DE CLINIQUE CHIRURGICALE A LA FACULTÉ LIBRE DE MÉDECINE DE LILLE
ANCIEN CHIRURGIEN DES HOPITAUX DE PARIS
MEMBRE CORRESPONDANT DE LA SOCIÉTÉ DE CHIRURGIE

A M. LE DOCTEUR DESPLATS

DOYEN DE LA FACULTÉ LIBRE DE MÉDECINE DE LILLE
PROFESSEUR DE CLINIQUE MÉDICALE

A M. LE DOCTEUR EUSTACHE

PROFESSEUR DE CLINIQUE OBSTÉTRICALE A LA FACULTÉ LIBRE DE MÉDECINE DE LILLE

A M. LE DOCTEUR AUGIER

PROFESSEUR D'ANATOMIE PATHOLOGIQUE A LA FACULTÉ LIBRE DE MÉDECINE DE LILLE
MÉDECIN DE L'HOPITAL SAINT-ANTOINE DE PADOUE

A TOUS MES AUTRES MAITRES

DE LA FACULTÉ DE MÉDECINE DE LILLE

A MON PRÉSIDENT DE THÈSE

MONSIEUR LE PROFESSEUR TERRIER

CHIRURGIEN DES HOPITAUX
MEMBRE DE L'ACADÉMIE DE MÉDECINE
OFFICIER DE LA LÉGION D'HONNEUR

INTRODUCTION

Nous avons eu l'occasion d'observer personnellement trois
cas de fibromes utérins compliqués de cancer épithélial (1) : le
premier, il y a deux ou trois ans, dans la clientèle privée de
notre maître, le Pr DURET, le second plus tard, dans son important service gynécologique, à l'hôpital de la Charité, de Lille,
pendant notre internat ; enfin, nous devons notre troisième
observation à M. le Pr FAUCON, qui a bien voulu nous en faire
part. L'un de ces faits a été analysé dans la *Semaine Gynécologique* par notre ancien chef de clinique et ami M. le Dr CAMELOT.
M. le Dr CHAVANNAZ, de Bordeaux, nous a communiqué une observation inédite, et ce nous est un plaisir de le remercier de sa
grande amabilité.

Nous avons recherché tous les cas anciens ou récents qui pouvaient se rapprocher des nôtres et de l'étude raisonnée que nous
en avons faite, il nous a semblé que nous pouvions conclure
à l'existence d'une relation entre les deux néoplasies. Suivant
l'opinion admise depuis longtemps en Allemagne, l'association
du fibrome et du cancer dans un même utérus ne doit pas être
considérée comme une simple coïncidence. Nous avons divisé
notre travail en sept chapitres. Après une vue d'ensemble sur
les nombreuses complications du fibrome utérin, nous avons

---

(1) Nous n'avons eu en vue que le cancer épithélial, le mot cancer a pour nous
uniquement cette signification.

fait un historique complet de la question. Le chapitre iii traite des rapports anatomiques qui existent entre la tumeur bénigne (fibrome)et la tumeur maligne (cancer). Le chapitre iv est la justification de la conclusion que nous venons de poser. Les symptômes révélateurs de cette redoutable complication, le diagnostic différentiel ont été étudiés soigneusement dans les deux chapitres suivants. Nous avons cru bon d'insister sur le traitement dans le dernier chapitre.

Arrivé au terme de nos études médicales, il nous sera permis d'adresser l'hommage de notre respectueuse reconnaissance à tous nos maîtres de l'Université Catholique de Lille. Ils nous ont partout et toujours éclairé de leurs judicieux conseils.

Notre maître, M. le Pr Duret a droit tout spécialement à notre gratitude. Nous lui devons le sujet de notre thèse inaugurale, nous lui devons surtout une direction chirurgicale savante et précise qui nous guidera dans les cas difficiles que nous pourrons rencontrer.

Nous nous souviendrons toujours de l'année si féconde, si heureuse que nous avons passée auprès de M. le Pr Desplats. Il nous a prodigué largement ses conseils, il nous a fait entrevoir les bienfaits que pouvaient retirer nos malades d'une thérapeutique raisonnée.

Merci également à M. le Pr Eustache pour la grande initiative qu'il a bien voulu nous laisser dans son service d'accouchements et à M. le Pr Augier sous l'égide duquel nous avons fait nos premières armes.

Nous laissons derrière nous avec regret ces belles années de l'internat que l'on voudrait pouvoir revivre, car il semble que ce soit les seules où il soit possible d'observer et d'étudier attentivement. De nos amis des salles de garde, de ces bonnes et passionnées discussions, il ne nous restera plus qu'un souvenir, mais au moins nous le garderons fidèlement.

M. le Pr Terrier a bien voulu accepter la présidence de notre thèse. Nous apprécions hautement le grand hommage qu'il nous fait et nous le prions d'agréer l'expression de notre respectueuse reconnaissance.

CHAPITRE PREMIER

COMPLICATIONS GÉNÉRALES DES FIBRO-MYOMES DE L'UTÉRUS

(Leurs dégénérescences).

§ 1. — COMPLICATIONS DES FIBROMES EN GÉNÉRAL

En 1893, au 7ᵉ congrès de chirurgie de Paris, l'une des questions mises à l'ordre du jour était la suivante : les tumeurs fibreuses de l'utérus.

L'illustre Péan (1) prononçait ces mémorables paroles auxquelles s'associèrent pleinement d'ailleurs la plupart des gynécologues présents :

« Les auteurs classiques s'accordent à déclarer que les fibromes de l'utérus sont des tumeurs bénignes qui amènent rarement des complications fâcheuses, et qui tendent à s'atrophier spontanément à l'âge de la ménopause. J'ai été frappé au cours de mes recherches, de l'unanimité avec laquelle les chirurgiens de l'époque insistaient sur cette bénignité. Aussi, ai-je été désagréablement surpris quand, à mon tour, entré dans la pratique, je vis combien peu cette opinion concordait avec les faits. »

Et plus loin, parlant des nombreuses complications qu'il a observées au cours de ses multiples interventions, Péan ajoute : « L'examen de ces complications nous montra bientôt que, même quand ils sont peu volumineux, les fibromes de l'utérus sont loin d'être aussi bénins qu'on le croyait et que plusieurs de nos confrères sont encore disposés à l'admettre. »

---

(1) VIIᵉ Congrès de chirurgie. Paris, 1893, p. 16.

Lawson Tait (1) exprime la même pensée quand il dit : « Il existe encore bon nombre de praticiens qui, après avoir diagnostiqué la présence d'un de ces myomes, disent à leurs malades qu'il ne s'agit que d'une affection utérine sans importance, qui d'ailleurs disparaît d'elle-même après la ménopause. »

L'opinion du chirurgien anglais a d'autant plus d'importance que le principe de sa méthode de castration ovarienne est justement d'obtenir une ménopause prématurée dans la cure des fibromes. Sans doute, il faut se garder de vouloir trop assombrir le pronostic d'une affection aussi fréquente ; beaucoup de myomes ne trahissent leur présence que par quelques symptômes qui n'entravent aucunement la vie journalière ; il en est auxquels personne n'a jamais songé, absolument latents, découvertes d'autopsie : « Donc, je ne prétends pas qu'un fibrome est toujours fatal, mais je ne veux pas non plus laisser dire plus longtemps que le fibrome est une tumeur bénigne, qu'il ne faut pas laisser enlever, qui disparaît toute seule à la ménopause : le danger est plus grand qu'on ne le croit » (2).

Quelles sont donc les complications des myomes utérins, elles sont très nombreuses, si nombreuses même qu'il est difficile d'en faire une classification exacte et complète. Nous pourrions les diviser en cinq groupes :

1ᵉʳ Groupe. — Complications tenant à l'exagération d'un symptôme habituel (au moins dans certaines variétés de myomes), l'hémorragie par exemple.

2° Groupe. — Complications tenant à l'accroissement continu de la tumeur. Elles peuvent se résumer en un mot : ce sont des phénomènes de compression.

Nous devons faire remarquer que des fibromes de petit volume peuvent être beaucoup plus redoutables à ce point de vue, cela dépend de leur situation, mais il n'en est pas moins vrai de dire que *toujours* les gros fibromes sont redoutables par la compression qu'ils exercent sur les viscères pelviens :

---

(1) Lawson Tait. Traité des maladies des femmes (1891), p. 287.
(2) Martin. *Normandie médicale*, 1897, p. 407.

1° Vessie (dysurie) ;

2° Rectum (constipation et coprémie (1) ;

3° Uretères (hydronéphrose ; altérations diverses des reins, urémie...) (2).

4° Nerfs lombaires et sacrés (névralgies rebelles et irradiations douloureuses) ;

Enfin par leur volume, les gros fibromes de l'utérus amènent fréquemment la production d'ascite (3), ils gênent d'autant plus la circulation cardiaque, d'où souffles d'insuffisance mitrale, que l'on a vu disparaître après une intervention opératoire, d'où encore dégénérescence et atrophie du myocarde, ce qui explique l'échec de certaines opérations bien conduites.

Nous signalons enfin, comme complication tenant au volume et à la situation du fibrome, la redoutable complication de l'inversion utérine.

3° *Groupe*. — Complications tenant à une transformation anatomique de la tumeur. La dégénérescence des myomes est bien étudiée à l'heure actuelle.

1° On connaît depuis longtemps *la dégénérescence calcaire* puisque Hippocrate et A. Paré parlent de pierres utérines qui ont été trouvées dans de vieilles tumeurs de la matrice ; plus près de nous, Simpson cite plusieurs faits de calculs utérins accouchés spontanément ;

2° *La dégénérescence osseuse*, malgré les cas cités partout, anciens et récents (Freund, Krauss), n'est pas prouvée, il ne

---

(1) Robert Barnes (traduct. de Cordes, Paris, 1876). Traité clinique des maladies des femmes, p. 646.

(2) G. Pozzi. De la valeur des altérations des reins pour les indications de l'hystérectomie, *Ann. de gyn.*, juillet 1884, t. XXII, p. 1 et Milliot, *Thèse*, Paris, 1875. Sur les complications des tumeurs fibreuses de l'utérus.

(3) La genèse de l'ascite dans les tumeurs abdominales en général et dans les fibromes utérins en particulier est une question qui nous avait vivement tenté. Nous en avons relaté de nombreux cas que l'on trouvera dans les *Bulletins de la Société anatomo-clinique de Lille*. Pendant notre internat dans le service de M. le Dr Duret 3 fois l'hystérectomie abdominale fut faite pour fibrome utérin compliqué d'ascite (*Bull. Soc. An. Cl. de Lille*, 1897, p. 277 et 297 et *Journal Sc. méd. de Lille*, 1898, t. I, p. 9 et 109.)

peut s'agir vraisemblablement que d'une simple transformation calcaire ;

3° De même la *dégénérescence cartilagineuse* admise cependant par Cruveilhier ne peut être qu'une erreur d'interprétation ;

4° *La dégénérescence graisseuse* existe, elle a même été considérée par Klob comme un mode de guérison ;

5° *La dégénérescence amyloïde* a été observée une fois par Stratz ;

6° *La dégénérescence fibreuse* diminue le volume de la tumeur, cependant de graves accidents de compression en sont souvent le résultat ;

7° *La dégénérescence œdémateuse* a appelé l'attention des gynécologues contemporains tout particulièrement. Elle forme un groupe complexe où l'on fait rentrer de nombreuses variétés. On l'a appelée colloïde, myxoïde, myxomateuse, muqueuse. Le myome à geodes de Cruveilhier, les tumeurs fibrokystiques (1) de Le Bec, Hyenne (2), Pilliet et Costes, les tumeurs lymphangectiasiques sont de la même famille. Le myome télangectiasique et caverneux est voisin et ne diffère que par la genèse de ses cavités. La nécrose partielle et le ramollissement,

---

(1) Kœberlé en 1869 présente à l'Académie de médecine une énorme tumeur fibro-kystique pesant 14 kilogrammes enlevée par gastrotomie. C'était la première fois que le diagnostic avait été porté avant l'intervention. Il expliquait la formation des kystes par la dilatation des vaisseaux lymphatiques. Une longue discussion s'engagea à ce sujet, à laquelle prennent part Péan, Boinet, Demarquay et Richet. L'opinion de la plupart des académiciens est défavorable à l'opération : « lors même qu'on parviendrait à les extirper avec succès, disait Boinet dans son mémoire du 26 avril 1870, les malades n'en succomberaient pas moins parce que, dans ces cas, presque tous les malades sont atteints de diathèse cancéreuse. » Voyez à ce sujet *Bull. et Mém. de Ac. de méd.* (1869). *Gaz. hebd.*, fév. 1869, p. 128. On croyait qu'il s'agissait d'une transformation sarcomateuse. Telle était l'opinion émise par Cruveilhier dans son anatomie path. « Les tumeurs à géodes ne sont pas malignes, il n'en est pas de même des tumeurs fibro-kystiques. » L'opinion contemporaine n'est pas loin de voir dans ces néoplasmes une première phase de la transformation sarcomateuse.

(2) Le Bec. Étude sur les tumeurs fibro-kystiques et les kystes de l'utérus. *Thèse*, Paris, 1880 ; Hyenne. Étude anatomo-clinique des principales dégénérescences des fibromyomes de l'utérus. *Thèse*, Paris, 1898 ; Meslay et Hyenne. Les dégénér. des fibromes de l'utérus. *Ann. de gyn. et obst.*, 1898, t. II, p. 1 et 112.

si fréquent au cours de la grossesse (1), ont été étudiés par Guyon (2) et Cornil (3);

8° La dégénérescence sarcomateuse des fibromes (myosarcomes, cysto-myo-sarcomes) est une question des plus controversées aujourd'hui; rejetée par Paviot et Bérard, qui vont même jusqu'à rayer le mot de sarcome de la pathologie, admise par la majorité des auteurs : elle a été étudiée récemment par notre maître le Pr Duret (5), et par un de nos collègues d'internat, le Dr Druon (5), dans sa thèse inaugurale.

D'après ces auteurs, il y a de grandes analogies entre les cysto-fibromes et les cysto-sarcomes au point de vue de la disposition topographique, mais aussi des différences qui consisteraient surtout dans la rapidité d'évolution et le degré de malignité. Les sarcomes s'accompagnent de noyaux de généralisation péritonéale et viscérale(6). Pour Pilliet et Costes (7) les éléments conjonctifs embryonnaires ont une origine vasculaire et endothéliale, pour Paviot et Bérard (8), ils représentent le stade embryonnaire de la fibre cellulaire. Quoi qu'il en soit, les

---

(1) Nous n'envisagerons pas dans les complications des fibromes la grossesse qui sort trop de notre cadre.

(2) GUYON. *Thèse agrégation*, Des tumeurs fibreuses de l'utérus.

(3) CORNIL. Altérations anatomiques des myomes pendant la grossesse. *Ac. de méd.*, 7 fév. 1893.

(4) DURET. Cysto-fibromes et cysto-sarcomes de l'utérus, transformations des fibromes. Tirage à part, extrait de la *Sem. gynéc.*, nos 17, 18 et 19, 1898.

(5) DRUON. Néoplasmes kystiques de l'utérus (cysto-fibromes, cysto-sarcomes). *Thèse*, Paris, 1899.

(6) Nous avons observé un cas de ce genre dans le service de M. le Pr Duret. Il s'agirait d'après M. Augier d'un angio-fibrome de l'utérus. Il existait de nombreux noyaux néoplasiques dans les deux poumons. Malheureusement l'examen microscopique n'a pas pu être complet car après l'autopsie une partie des pièces a été égarée. *Bull. Soc. an. clin. de Lille*, 1897, p. 280. — *Journal sc. méd. de Lille*, 1898, t. I, p. 112.

(7) PILLIET et COSTES Contribution à l'étude de l'anatomie pathologique des fibromes de l'utérus et de ses annexes. *Comptes rendus de la Société de biologie*, 28 oct. 1894. — Même Société, 13 mars 1896. Voyez aussi *Bull. Soc. anat. de Paris*, janvier et juillet 1894, et COSTES. Recherches anatomo-pathol. sur l'évolution des fibromyomes de l'utérus. *Thèse*, Paris, 1895.

(8) PAVIOT et BÉRARD. Du cancer musculaire lisse en général et de celui de l'utérus en particulier. *Arch. méd. expérim.*, 1897, p. 820 et 960, et *Sciences méd. de Lyon*, juin 1896 et sq.

diverses variétés de fibromes connues sous les appellations de fibromes mous, infiltrés, gélatineux, fluctuants, les tumeurs fibro-kystiques (cysto-fibromes), les cysto-sarcomes et même les myomes malins (Paviot, Bérard, Condamin) et le fibrome polykystique malin de J. Vitrac (1) formeraient une échelle ou graduation continue.

Nous ne pouvons pas abandonner cette question sans émettre une remarque que nous a suggérée la lecture de certaines observations de fibro-sarcomes : souvent il semble qu'il n'y ait pas transformation, mais simplement coïncidence : il existe un ancien fibrome envahi secondairement par un sarcome de la muqueuse utérine. C'est l'opinion de Laurent (2) qui croit qu'il en est ainsi dans la plupart des cas, sinon dans tous.

9° La *dégénérescence carcinomateuse* du fibrome utérin ne peut être acceptée, puisque la fibre musculaire ou la cellule conjonctive, d'après l'opinion admise par presque tous les histologistes, ne peuvent se transformer en cellule épithéliale. Nous étudierons cette importante question à la fin de notre chapitre, nous préférons ne pas interrompre notre vue d'ensemble sur les complications des fibromes.

4° *Groupe.* — Inflammation et gangrène, soit inflammation, suppuration ou gangrène de la tumeur fibro-myomateuse elle-même, soit complications inflammatoires du côté des annexes : salpingite, ovarite, etc., sur lesquelles il serait bon d'attirer davantage l'attention tant au point de vue du diagnostic qu'au point de vue de la technique opératoire. On pourrait y ajouter les complications appendiculaires dont il existe déjà de nombreuses observations (Doléris). Beaucoup de ces complications inflammatoires ont été signalées par Péan (3).

---

(1) VITRAC. Fibrome polykystique malin, *Sem. gyn.*, 22 fév. 1898, p. 52. *Ann. gyn.*, janv. 1898.

(2) LAURENT. Fibromyomes et sarcomes utérins. *Arch. de toc. et gyn.*, janvier 1895, p. 69, et *Clinique de Bruxelles*, 1894, p. 629.

(2) PÉAN. Du traitement opératoire des tumeurs multiples de l'utérus et des annexes. *Compte rendu du XI° Congrès de ch. de Paris*, 1897.

— 13 —

Il suffit de lire à ce sujet ses communications au congrès de
chirurgie de Paris de 1897, travail auquel sont annexées de
nombreuses figures très démonstratives.

5ᵉ *Groupe*. — Complications tenant à la coexistence d'un
second néoplasme : néoplasme bénin de l'utérs (kyste volfien(1)
ou autre, adénome... ou des annexes (kyste simple ou dermoïde,
fibrome...) ou plus souvent néoplasme malin de l'utérus ou des
annexes (sarcome, épithéliome, carcinome) en vertu de l'adage :
« toute néoplasie est un pas fait vers une néoplasie plus grave. »

§ 2. — FIBROME ET CANCER

Dans notre travail, nous n'avons à étudier qu'une de ces
multiples complications : la coexistence du fibrome de l'utérus
et du cancer de cet organe. Tous les auteurs l'ont admise mais
on s'est fait différentes opinions à ce sujet.

I. — Les anciens croyaient que les fibromes évoluaient naturellement vers la transformation maligne. Au début, la tumeur
était dure et méritait le nom de squirrhe, plus tard elle se
ramollissait, c'était le carcinome ou cancer occulte, enfin, dans
une troisième période, il y avait ulcération, il s'agissait alors
de cancer (2). A chaque période correspondaient différents symptômes minutieusements décrits et divisés en trois ou quatre
périodes, correspondant aux stades anatomiques. Morgagni et
Van Swieten acceptèrent la même idée, le cancer est la suite
de ces fibroïdes de l'utérus dégénérés. Dupuytren en était d'autant plus assuré qu'il constatait la transformation *de visu :* d'an-

------

(1) NEDKOW. Contribution à l'étude des kystes wolfiens des organes génitaux et
de leurs annexes chez la femme. *Thèse*, Montpellier, 1897.

(2) C'était par comparaison avec les tumeurs du sein qui tour à tour, selon les
anciens, passaient du squirrhe au carcinome et au cancer. Voir à ce sujet les
nombreuses dissertations présentées à l'École de médecine de Paris sur le cancer
de la matrice : Pujol (1820), Bineau, Reignier (1822), Prout, Marye (1823), Vable,
Mury (1826), Roure, Leclerc (1827), Baret (1829), Fevez (1830), Jacquemont (1835),
Letilly (1834), etc., etc.

ciens polypes s'ulcéraient par suite de gangrène superficielle, il croyait y voir l'ulcération cancéreuse.

Bayle est le premier anatomiste qui différencie le cancer du corps fibreux.

II. — Dès lors, la question se transforme. Il s'agit de savoir si le fibrome peut se transformer en cancer. Deux camps bien tranchés se forment : les uns admettent cette possibilité, les autres la nient formellement. Parmi ces derniers, le plus célèbre est sans contredit Cruveilhier (1). Ayant à lutter contre les derniers partisans de l'ancienne théorie, ayant d'autre part partiqué à la Salpêtrière un grand nombre d'autopsies sans avoir jamais pu rencontrer la dégénérescence cancéreuse ; il s'écria : « Les corps fibreux utérins peuvent-ils devenir cancéreux ? Non, mille fois non, à ce point que lors même que l'utérus tout entier subirait la transformation cancéreuse, les corps fibreux resteraient inaltérables. Ainsi j'ai trouvé dans l'épaisseur de l'utérus, une tumeur fibreuse, qui était entourée de toutes parts par un tissu encéphaloïde ramolli, cette tumeur, qui n'avait nullement participé à l'altération cancéreuse était en grande partie ramollie.

Il rappelle un peu auparavant qu'il a formulé cette opinion à l'Académie de médecine, dans la séance du 9 janvier 1844 à propos des fibromes mammaires.

Il déclare que la coïncidence des deux néoplasmes étant très rare, cela lui permet de consoler ses malades en leur disant qu'elles auront au moins l'avantage dans leur infirmité de n'avoir pas à redouter le cancer.

Il convient cependant d'ajouter qu'en 1864 il déclare que le corps fibreux n'entraîne pas une immunité contre le cancer.

On a l'habitude d'opposer à l'opinion de Cruveilhier celle de Wirchow. Il admet (2) en effet que les fibromes peuvent de-

----

(1) Cruveilhier. Anat. pathol. genér., t. III, chap. des métamorphoses, p. 661, p. 693, 1856 ; Id. Mém. et discussions, *Bull. ac. de méd.*, t. IX, p 330-600.

(2) Virchow. Path. des tumeurs, trad. de Aronssohn, 1871, t. III, 23e leçon, p. 364.

venir cancéreux. Il signale avec raison que les myomes ont une prédilection pour le corps utérin et le cancer pour le col, par conséquent il y a une sorte d'antagonisme. Cependant, « les meilleurs observateurs admettent que l'on peut exceptionnel-lement rencontrer une dégénérescence de ce genre, quand un cancer primitivement développé au col vient à gagner le corps de l'utérus. » Et ailleurs (1), « dans des cas rares, on a vu des polypes charnus participer aux affections cancéreuses du voisinage. »

« Le myome (2) peut-il se transformer en cancer ? Je ne trouve en compulsant les auteurs modernes qu'un seul fait publié par Klob (3) où un myome a dû se transformer directement en cancer, sans que dans le reste du corps on ait pu trouver une autre trace de cette affection. D'après sa description, qui n'est malheureusement pas assez détaillée, un cancer médullaire bien caractérisé se serait développé dans un fibroïde de la paroi postérieure de l'utérus du volume de la tête d'un enfant. En général, on trouve soit concomitament un cancer et un myome indépendants l'un de l'autre, ce qui n'est pas rare, soit un cancer de voisinage envahissant un myome préexistant. »

Au cas de Klob, on ajoute ceux de Babès, de Bœtticher, de Schrœder (4) : « Bœtticher a décrit un cas de carcinome de cette nature opéré par moi, Klob et Babès ont décrit des can-

---

(1) VIRCHOW. *Gaz. méd. de Paris*, 1855, p. 122.

(2) VIRCHOW. Path. des tumeurs, t. III, p. 402.

(3) Nous donnons en note le fait si célèbre de Klob, tel que Demarquay et Saint-Vel le rapportent dans leur Traité clin. des maladies de l'utérus, 1876. Il est tiré de Klob, Path. anat. der Weiblichen Sexualorgane, 1864, p. 163 : « En 1862, dit l'auteur, un singulier spécimen fut déposé au musée de Salzbourg. Dans une tumeur fibroïde du volume d'une tête d'enfant, située dans la paroi postérieure de l'utérus, il s'était développé un carcinome incontestable, sans qu'aucune autre portion du corps fût affectée. Je suis donc forcé d'admettre la possibilité d'une telle transformation, quoique je ne puisse me rappeler un second cas de cette espèce soit dans la littérature, soit d'après mon expérience personnelle. » Ce cas a été critiqué, avec raison, semble-t-il, par Ruge et Veit qui ont admis un cancer de la muqueuse du corps, ayant envahi secondairement le myome voisin. Lefour trouve également que ce fait est loin d'être concluant.

(4) SCHROEDER. Mal. des org. gén. de la femme, trad. par Lauwers de Courtrai sur la 7e édit. — 2e édit. franç., 1890, p. 283.

cers qui s'étaient développés au centre de myomes sans affecter de rapports avec la muqueuse. Ces cas sont rares et sont dus à des culs-de-sacs glandulaires restés centraux. » Glœser, Cœ. Diesterweg, Ruge, Liebmann, Ehrendorfer, ce dernier avec examen microscopique sérieux, en auraient vu chacun un cas, Kreuznach plusieurs cas d'après Rœhrig, qui en compte lui-même 24 sur 70 fibromes (?) (1).

Le camp des opposants est plus considérable. En 1851, Lebert (2) donnait la note juste : « Nous avons rencontré 6 fois des tumeurs fibreuses multiples dans la matrice cancéreuse, c'est-à-dire les 2/15 des cas, ce qui constitue une complication assez fréquente. Jamais nous n'avons trouvé de dépôt cancéreux dans l'intérieur de ces tumeurs. Deux fois seulement sur 6 la matrice était le siège d'un véritable cancer; 2 fois il n'y avait qu'un ulcère rongeant et 2 fois des affections papillaires et épidermoïdales. »

« Les hystéromes ne sont pas susceptibles de dégénérer en cancer, dit Broca (3) ; lorsque ces deux affections coexistent, ce qui est fort rare, eu égard à la grande fréquence de chacune d'elles, on remarque que le cancer occupe le col, tandis que les hystéromes occupent le corps. »

Courty (4) reproduit les idées de Broca, nie qu'aucune dégénérescence maligne ait été observée dans les fibroïdes, admet seulement la propagation de voisinage : « Quoique plusieurs praticiens aient quelquefois rencontré ensemble des corps fibreux et un cancer dans le même utérus, ils n'ont jamais vu, pas plus que MM. Cruveilhier et Nélaton, les corps fibreux dégénérer en cancer. »

De nos jours, Cornil, Ranvier, Pozzi, Delbet, Costes, en France,

---

(1) Rœhrig. *Zeil. f. Geburts u. Gynek.* Band V, Heft 2, p. 265.
(2) Lebert. Tr. prat. des mal. canc., 1851, p. 229.
(3) Broca. Traité des tumeurs, 1869, t. II, p. 268.
(4) Courty. Tr. des mal. de l'utérus, des ovaires et des trompes, 2° édit., 1872-1875.

Robert Lee, Stafford Lee, Walter, en Angleterre, ont nié cette transformation.

Cette opinion est exacte, il ne peut y avoir transformation, les fibres musculaires ou conjonctives ne se transformant pas en cellules épithéliales comme nous le disions plus haut; mais il peut y avoir substitution et à la suite envahissement secondaire du fibrome par le cancer. Si des débris épithéliaux sont enfermés au centre de la tumeur fibreuse, rien ne s'oppose à ce qu'un jour ils prolifèrent et donnent naissance à un carcinome central.

De fait, c'est ainsi que les auteurs comprennent la question, les uns pensent qu'il s'agit de débris wolfiens (1), d'autres plus nombreux admettent l'emprisonnement au sein d'une tumeur fibreuse de culs-de-sacs glandulaires (2), qui se sont trouvés séparés de la muqueuse à laquelle ils appartenaient primitivement.

Quant à la question de savoir si un fibrome utérin peut se laisser envahir secondairement par un cancer de la muqueuse utérine ou par un cancer du voisinage, il nous semble qu'elle ne peut plus être discutée. A l'opinion de Cruveilhier, il est facile d'opposer des faits bien observés de Dumas (3), de Benporath et Liebmann (4) de Cornil et Boissier (5).

---

(1) RECKLINGHAUSEN. Die adenomyom und Cystadenom des Uterus und Tubenwendung. Berlin, 1896, trad. de Labusquière, in *Ann. de gynéc.*, 1896, p. 60.

(2) LEGUEU et MARIEN. Des éléments glandulaires dans les fibromes de l'utérus. *Ann. de gyn. et obst.*, 1897, p. 134.

(3) DUMAS. *Bull. de méd.*, 1840, p. 285. Voyez plus loin.

(4) BENPORATH et LIEBMANN. Dans le traité clin. des mal. des femmes de Barnes, 1876.

(5) CORNIL et BOISSIER. *Progrès médical*, 1875, p. 697-99.

CHAPITRE II

HISTORIQUE (CAS ANCIENS ET RÉCENTS
N'AYANT PAS AMENÉ D'INTERVENTION). — STATISTIQUE

Comme nous le disions plus haut, l'accord est parfait entre tous les auteurs pour admettre la coexistence sur un même utérus d'un fibromyome et d'un cancer. Le désaccord commence quand il s'agit d'en reconnaître la fréquence, les uns la pensent très rare, les autres assez commune.

Nous avons cherché à réunir toutes les observations où ce double néoplasme est noté, nous les avons partagées en deux groupes correspondant aux deux tableaux qui sont annexés à notre travail.

Le premier groupe comprend les cas anciens, trouvailles d'autopsie et quelques faits récents jugés inopérables.

Nous devons faire remarquer à ce propos que la plupart des chirurgiens ont eu l'occasion de recevoir dans leur cabinet de consultation ou à l'hôpital des malades atteintes de ces deux affections, où toute opération était impossible, ils n'ont pas noté ces faits, de telle sorte qu'il est assez difficile de se faire une idée de la fréquence de la complication que nous étudions. D'autre part les auteurs anciens faisaient une confusion regrettable entre les différents néoplasmes, ce n'est que dans les magnifiques recueils de la Société anatomique de Paris que nous avons trouvé des observations dignes d'être citées, cependant chemin faisant nous avons noté toutes celles qui n'étaient pas trop obscures.

Le deuxième groupe de nos observations comprend les cas de

coexistence du fibrome et du cancer utérins pour lesquels le chirurgien a tenté une opération radicale. Ici la moisson de faits est riche.

1ᵉʳ GROUPE. — *Cancer utérin compliquant un fibrome découvert à l'autopsie ou jugé inopérable.*

La plupart du temps, comme on le voit dans notre tableau I, il s'agit de cancer du col, 4 fois seulement il est question de cancer du corps, mais l'on sait qu'avant la thèse de Pichot (Paris 1876) on ne connaissait que vaguement le cancer primitif du corps de l'utérus.

Le premier cas que nous avons trouvé est celui de Robert (1).

OBSERVATION I. — Il présente en 1828, à la Société anatomique de Paris, une matrice « dont le col est presque entièrement envahi par un squirrhe passant à l'état d'encéphaloïde. La cavité du corps et du fond est tapissée d'un grand nombre de tumeurs arrondies que M. Robert croit squirrheuses et que M. Cruveilhier pense être fibreuses ».

Comme on le voit le cas n'est pas très clair.

Mᵐᵉ Boivin et Dugüès (2), dans leur Traité des maladies des femmes, citent un cas où un cancer utérin est survenu 6 ans après la constatation d'un polype fibreux.

OBS. II. — Mᵐᵉ M..., 30 ans, de très bonne santé jusqu'à l'âge de 27 ans; après trois couches heureuses, elle fut sujette aux flueurs blanches et à des métrorragies violentes qui ne cédèrent point aux soins les plus éclairés.

Pâleur extrême. Infiltration énorme des membres abdominaux. On reconnut la présence d'un gros polype pédiculé dont on fit la ligature. La tumeur présentait à son centre un noyau dur et difficile à entamer.

Cette femme fut prise de quelques symptômes d'adynamie; l'état d'épuisement dans lequel elle était tombée à la suite de ses pertes rendit sa convalescence lente et difficile. Néanmoins, à force de toniques, elle finit par guérir complètement.

Six ans plus tard, la malade succomba à un cancer de l'utérus.

———————

(1) ROBERT. *Bull. Soc. an. Paris*, 1828, p. 155.
(2) BOIVIN et DUGUIS, 1833, in *Thèse*, Ricard, 1885.

Obs. III. — Dumas (1) donne un exemple de coexistence du cancer et du fibrome de l'utérus. Le fibrome a été envahi par le néoplasme malin.

En 1847 (2) nouvelle présentation à la Société anatomique de Paris d'un fibrome utérin, compliqué d'épithélioma du col, (examen de Robin).

Obs. IV. — M. Courtin montre une pièce anatomique provenant d'une femme chez laquelle on avait diagnostiqué un cancer utérin et morte d'anémie, d'hémorragies utérines et en outre avec quelques symptômes d'angine de poitrine. A l'autopsie, on trouve la paroi postérieure de l'utérus saine. Dans la paroi antérieure est logée une tumeur purement fibreuse, faisant saillie dans la cavité utérine, mais recouverte encore par une couche de fibres musculaires.

Le col utérin et le haut du vagin sont convertis en une masse dans laquelle M. Robin a reconnu au microscope les caractères du cancer épidermique.

Lebert dans sa physiologie pathologique cite un cas analogue :

Obs. V. — Une femme de 56 ans était atteinte depuis 3 ans d'un cancer qui avait surtout épuisé la malade par des hémorragies fréquentes et l'avait réduite au dernier degré de marasme ; elle finit par succomber après de longues souffrances.

A l'autopsie, on découvrit une destruction étendue du col utérin, rongé et comme taillé à pic. Toute cette partie était noirâtre et couverte d'une sanie fétide. Le corps de l'utérus renfermait plusieurs corps fibreux assez volumineux.

Dans son traité des maladies cancéreuse (3) il dit avoir rencontré 6 fois cette coïncidence. L'un de ces cas est présenté à la Société anatomique de Paris avec une observation détaillée.

---

(1) Dumas. *Bull. Ac. de méd.*, 1840, p. 285.
(2) Courtin. *Bull. Soc. anat.*, Paris, 1847, p. 7.
(3) Lebert. *Physiol. pathol.*, t. II, p. 342 ; — Id., Traité des maladies cancéreuses, 1851, p. 229.

Obs. VI. — M. Leflaive présente une tumeur fibreuse avec concrétions calcaires et cancer de l'utérus. Femme, 45 ans, réglée à 19 ans, mais n'ayant jamais eu ses règles d'une manière normale, n'ayant jamais eu d'enfants, fit à l'âge de 26 ans une fausse couche ; depuis cette époque elle s'aperçut de l'existence dans l'abdomen d'une tumeur ne causant aucune douleur ; cette tumeur prit un accroissement graduel, mais lent. Au mois de juin 1850 cette femme reçut un coup de genou dans le ventre ; cet accident fut suivi d'une hémorragie utérine assez considérable. Jusqu'au mois de janvier 1851, ces pertes parurent fréquemment sans occasionner aucune douleur vive ; à cette époque, elle éprouvait des envies d'uriner fréquentes et une pesanteur incommode sur le fondement. Au mois de janvier les hémorragies utérines disparurent et firent place à un écoulement blanc non fétide s'accompagnant de douleurs vives dans le ventre et dans les reins ; au mois de février, l'écoulement devient fétide et les douleurs plus vives, puis apparurent pendant plusieurs jours seulement quelques vomissements· Pendant ce temps l'amaigrissement et la faiblesse firent de rapides progrès. Elle entre à l'Hôtel-Dieu (service de M. Louis), le 11 avril 1851.

A cette époque le teint était jaune paille, la face amaigrie. Une tumeur volumineuse, dure, mobile, faisait saillie à l'hypogastre à droite de la ligne médiane. Cette tumeur arrondie n'est pas sensible à la pression. Par le vagin s'écoule un liquide blanc à odeur très fétide ; au moyen du toucher vaginal, on constate la destruction du col de l'utérus qui n'est plus représenté que par quelques inégalités dures ; les parois du vagin sont parsemées de saillies semblables ; les mouvements imprimés à la portion vaginale de l'utérus se communiquent à la tumeur intra-abdominale. Coliques, envies fréquentes d'uriner, conservation de l'appétit. Les jours suivants on voit se manifester des vomissements, la face s'altère, puis les accidents augmentent rapidement et la malade meurt le 26 avril 1851.

Autopsie. — Une tumeur volumineuse, très dure, ayant la forme d'un ovoïde, à grosse extrémité tournée en haut, la petite se dirigeant vers le bassin, se rencontre à la partie inférieure de l'abdomen, le grand épiploon, le péritoine ambiant rouges et injectés lui adhèrent faiblement ; l'ovaire droit est repoussé en bas et en dehors, le gauche est libre. Cette tumeur offre dans sa partie la plus volumineuse 37 centimètres de circonférence ; son diamètre vertical étant de 12 centimètres, l'antéro-postérieur de 10 centimètres, sa surface inégale est très dure par places, ailleurs un peu molle et élastique. A la coupe on trouve cette tumeur composée de deux parties : l'une enveloppante, d'un centimètre et demi d'épaisseur, d'un blanc grisâtre est formée de tissu fibreux dans lequel se sont développées des concrétions

---

(1) Leflaive. *Bull. Soc. anat.*, Paris, 1851, p. 187.

calcaires. La partie enveloppée est rose, comparable à une masse musculaire presque exsangue, dont les fibres s'entrecroisent en divers sens ; elle est résistante et crie sous le scalpel. La paroi supérieure de l'utérus se confond avec la partie inférieure de la tumeur. Une petite tumeur fibreuse du volume d'une noisette existait à la partie antérieure de l'utérus. Les deux tiers supérieurs du vagin ont subi une altération profonde ; ses parois sont dures, épaissies, amincies au contraire par places et perforées dans la partie de ce canal qui correspond au trigone vésical ; cette ouverture arrondie permet d'introduire le doigt annulaire dans la cavité de la vessie.

Les parois du vagin sont parsemées de masses irrégulières, résistantes, formées par un tissu blanchâtre, dans lequel M. Lebert a reconnu à l'examen microscopique la présence des éléments du cancer.

Broca a eu lui aussi l'occasion d'examiner un utérus fibromateux et cancéreux. Mais ici c'était la muqueuse du *corps utérin* qui se trouvait dégénérée, c'est la première fois que cette constatation est faite clairement. Cette observation est d'ailleurs l'une des 44 que Pichot a recueillies.

Obs. VII. — S..., âgée de 52 ans, entre le 12 novembre dans les salles de M. Robert, à l'hôpital Beaujon.

Réglée à 12 ans, n'a jamais eu de maladie sérieuse.

La menstruation a toujours été régulière jusqu'à l'âge de 50 ans.

A cette époque elle a eu des métrorragies qui l'ont réduite à un état anémique très caractérisé ; cependant les fonctions digestives se sont bien conservées. Depuis deux ans, la malade est obligée de garder le lit presque continuellement. La face est pâle et flétrie, le ventre développé. En déprimant les parois abdominales au niveau de l'hypogastre, on sent l'utérus remontant à 3 centimètres environ au-dessus du pubis. Par le toucher vaginal on trouve le col utérin dévié à gauche, *du reste il est sain*. L'utérus est mobile, mais son poids est très considérable. Un liquide blanchâtre, très épais, sans odeur, s'écoule habituellement par la vulve dans l'intervalle des hémorragies ; douleurs vives dans la région lombaire, comparables à celles de l'accouchement.

M. Robert diagnostique un corps fibreux. On donne chaque jour à la malade 10 centigrammes de seigle ergoté.

10 *décembre*. — Cachexie croissante. Quinquina remplace l'ergot.

---

(1) *Bull. Soc. anat.*, Paris, Perret, 1855, p. 14 et in *Thèse*, Pichot, *loc. cit.*

23 *décembre*. — Douleurs très vives, lancinantes dans le pied droit, surtout dans le gros orteil, puis dans la jambe le lendemain. Ces parties ont une température moins élevée que du côté gauche.

25 *décembre*. — Les battements de l'artère fémorale sont obscurs.

7 *janvier* 1855. — Ils ont tout à fait disparu. L'artère se présente sous forme d'un cordon dur et noueux. Le sphacèle du pied et des deux tiers inférieurs de la jambe se manifeste par des phlyctènes, une teinte livide de la peau et une insensibilité complète ; la cuisse et le genou sont le siège de douleurs intolérables.

La malade meurt dans la soirée du 12.

Autopsie. — L'utérus est déformé, bosselé ; son bord gauche présente deux tumeurs de la grosseur d'une noisette, formées de tissu fibreux. Le col est sain ainsi que les ovaires. En ouvrant la cavité utérine on trouve une tumeur polypeuse, fibreuse, en voie de suppuration, implantée sur le fond de la matrice, dont la cavité est ulcérée et remplie d'un pus jaunâtre et consistant. Les tumeurs de l'utérus examinées par M. Broca sont de nature fibreuse ; mais les parois de l'organe sont envahies par des masses épithéliales.

L'aorte, au niveau de sa bifurcation, est comprimée par une tumeur dure, criant sous le scalpel et laissant suinter un liquide laiteux sur la coupe. Une dégénérescence des ganglions lymphatiques et du tissu cellulaire périartériel forme cette tumeur intimement adhérente aux tuniques vasculaires qui, elles, cependant sont exemptes d'altération. M. Robin s'est assuré que cette tumeur est également épithéliale. A partir du point qu'elle occupe, l'aorte et les artères qui lui succèdent sont oblitérées.

Obs. VIII. — Cruveilhier que nous avons déjà cité (Obs. 1) aurait observé plusieurs cas de fibrome avec coexistence de cancer, ce qui ne l'empêche pas de croire à une sorte d'antagonisme entre ces deux néoplasmes.

Il en cite spécialement un cas où il semble qu'il s'agisse de cancer du corps.

En 1867 dans une observation de Casaubon (2) on porte le diagnostic de cancer ulcéré du col de l'utérus ; à l'autopsie, on trouve en plus de cette lésion, un corps fibreux de la matrice et des noyaux cancéreux métastatiques dans le foie et les poumons.

---

(1) Cruveilhier. *Anat. path. gén.*, t. III, p. 661, 1856.
(2) Casaubon. *Bull. Soc. anat.* Paris, 1867, p. 213, et de Boucaud. *Thèse*, Bordeaux, 1898, p. 61.

Obs. IX. — M. Casauboh, interne des hôpitaux, présente à la Société l'utérus d'une femme âgée de 50 ans, morte à la Maison de santé, dans le service de M. Demarquay.

Cette malade urinait depuis quelque temps avec de grandes souffrances et très difficilement, et la sonde ne pouvait pénétrer dans la vessie à cause d'un obstacle siégeant au col. De plus, elle était atteinte d'une constipation opiniâtre, et les membres inférieurs étaient devenus le siège d'un œdème considérable. Elle avait présenté tous les signes indiquant un cancer utérin et même des vomissements incoercibles de matières alimentaires et de matières noires ou verdâtres ; elle mourut le 12 mars d'une complication du côté des poumons.

A l'autopsie, on trouva, du côté de l'utérus, un cancer ulcéré du col ayant envahi, d'une part, les deux tiers supérieurs du vagin, et comprimant, d'autre part, le col vésical, le rectum et les veines iliaques. La cavité du corps était parfaitement libre, à part la présence d'un petit polype muqueux, rougeàtre, bien qu'elle fût déformée par l'existence, dans les parois même du corps de l'utérus augmenté de volume, d'une tumeur fibreuse grosse environ comme un œuf de dinde. Cette tumeur, composée extérieurement d'une légère coque ostéo-calcaire qui la séparait nettement des fibres utérines voisines, était formée dans presque toute son épaisseur par une trame dense d'un jaune un peu rougeâtre, constituée uniquement de fibres musculaires lisses et de tissu conjonctif ; plus profondément et au voisinage du col, ce même tissu, d'apparence plus pâle, mais très dense, ne donnant pas à la pression de suc cancéreux, formait comme la troisième couche, ou mieux le noyau de cette tumeur fibreuse.

La vessie était énormément distendue par l'urine. Au voisinage de son col, on observait une masse dure résistante, n'intéressant pas la muqueuse, mais comprimant le canal de l'urètre.

Au-dessous de la muqueuse vaginale on observait de petites masses mamelonnées de nature cancéreuse.

Noyaux métastatiques dans le foie et le poumon. Ganglions pelviens et mésentériques dégénérés.

Nous trouvons encore un autre cas dans les *Bulletins de la Société anatomique de Paris* : (1)

Obs. X. — M. Laffitte montre un utérus présentant une double lésion ; une tumeur fibreuse et un cancer encéphaloïde. La malade morte dans le

______

(1 *Bull. Soc. Anat.*, Paris, 1872, p. 228.

service de M. Hérard faisait remonter le début de sa maladie à 10 ans ;
mais ce n'est que dernièrement que se manifestèrent les signes du cancer:
il occupe le col, s'est propagé à la vessie et au rectum, où une perforation
est imminente ; la tumeur a l'aspect de l'encéphaloïde ramolli, on trouve
d'autre part. dans le corps de l'utérus, une masse arrondie qui a tous les
caractères d'un tumeur fibreuse.

Benporath et Liebman rapportent le cas suivant d'après
Barnes (1). Il s'agit d'un cancer du vagin qui secondairement
a envahi le col utérin,

Obs. XI. — Une femme de 48 ans avait eu une métrorragie et plusieurs
avortements dans sa jeunesse. Elle avait une tumeur dans le ventre. Après
sa mort on fit une autopsie soigneuse. On trouva un fibroïde près de la
trompe droite, un autre placé plus bas qui faisait presque tout. le tour de
l'utérus et un carcinome de la partie supérieure du vagin. Le segment
inférieur de l'utérus avait été envahi par l'extension du cancer vaginal et
avec lui les tumeurs fibreuses contenues dans ses parois. La partie inférieure de la tumeur était surtout affectée, la partie supérieure plus éloignée
du siège initial du cancer n'avait pas été atteinte. On peut résumer ainsi ce
cas. Les fibroïdes utérins peuvent être envahis par un cancer.

Obs. XII.—Dans un autre « Traité des maladies des femmes »,
celui de Courty (2), on lit en note que le Dᵣ Puech a rencontré
simultanément dans une autopsie un cancer du col et un fibroïde
du volume du poing.

Chiari, cité par West (p. 277), donne deux exemples semblables.

Obs. XIII. — Broussin (3) présente à la Société anatomique de
Paris un cancer ulcéré du corps de l'utérus et un corps fibreux
de ce même organe, mais sans donner aucun détail.

---

(1) Barnes. Tr. clin. des maladies des femmes, traduct. de l'anglais par Cordes,
1876.
(2) Courty. Tr. des maladies des femmes, 1872, p. 933.
(3) Broussin. *Bull. Soc. anat.* Paris, 1880, p. 271.

Nous arrivons maintenant à une observation importante parce que, pour la première fois, cette coïncidence d'un fibrome et du cancer utérin attire l'attention.

Nicaise en fait l'objet d'une clinique à l'hôpital Laënnec (1), mais il considère la réunion des deux néoplasmes comme un simple hasard, un fait « rare ». Le diagnostic exact est porté pendant la vie, peut-être pour la première fois, l'histoire clinique et les constatations faites sur la table d'autopsie sont soigneusement rédigées par deux internes des hôpitaux de Paris. Nous donnons *in extenso* la partie clinique et résumons la seconde partie.

Obs. XIV (1). — La nommée Baticle, Marie, âgée de 34 ans, blanchisseuse. Entrée le 24 janvier 1881, salle Chassaignac, lit n° 2, à Laënnec, service de M. Nicaise.

Antécédents héréditaires. — Son père mourut vers 60 ans, d'une affection qu'elle ne connaît pas ; sa mère, d'une maladie du pylore, à 54 ans ; ses frères et sœurs ont été perdus de vue.

Antécédents personnels. — Jamais malade, à ce qu'elle assure, ni dans l'enfance, ni plus tard. Il y a quinze ans, elle s'aperçut presque fortuitement d'une grosseur qu'elle avait dans le ventre et qui à cette époque déjà, avait à peu de chose près le volume qu'elle possède aujourd'hui. Cette tumeur, qui lui donnait aux yeux de tous l'aspect d'une femme enceinte, ne la faisait aucunement souffrir. Elle avait été réglée pour la première fois à 12 ans. Presque à chaque mois, il y avait ménorragie ; l'écoulement de sang durait 15 et 20 jours.

Depuis qu'elle s'aperçut de sa tumeur abdominale, il n'en fut ni plus ni moins : toujours mêmes pertes de sang se répétant tous les mois jusqu'à la ménopause (il y a deux ans). Les flueurs blanches ne se montrèrent qu'il y a 7 à 8 mois.

C'est depuis un an que la malade commença à souffrir, et, plus exactement depuis 7 mois environ. Les douleurs n'ont fait que s'accroître ; les

---

(1) Nicaise. *Gaz. des hôpitaux*, 1881, p. 1017 ; — *Thèse Bourgeois*, Lyon, 1897, p. 40, et *Thèse Boucaud*, Bordeaux, 1898, p. 45. L'observation est résumée dans cette clinique.

(2) *Soc. anat. de Paris*, 1881, p. 227. Observat. recueillies par Tissier et Œttinger, internes.

règles avaient cessé ; mais il survint des pertes blanches et d'eau roussâtre, sans grande fétidité, dont la malade se plaignait beaucoup.

Elle se décide, après avoir tardé quelque temps, à se présenter à l'hôpital et fut admise à l'hôpital Tenon dans le service de M. Gérin Roze, au commencement de novembre 1880. Elle y reste jusqu'au moment de passer à Laënnec.

Dans les premiers temps de son séjour à Tenon, elle ressentit une violente douleur tout le long de la cuisse droite, puis le membre enfla considérablement et devint impossible à mouvoir ; il n'a jamais désenflé depuis, et par moments, il se fait des ouvertures à la peau par où s'échappe de l'eau.

État actuel. — La malade est très maigre, présente une teinte jaunâtre presque caractéristique, a les yeux cernés, les traits tirés, se plaint uniquement du ventre. Tous les autres organes (poumons, cœur, foie, etc.) paraissent intacts.

L'abdomen est volumineux, proéminent sur la ligne médiane tandis qu'il est plutôt déprimé sur les parties latérales. On sent à la palpation une masse dure, résistante, qui remonte jusqu'au niveau de l'ombilic et même un peu au-dessus, qui descend profondément vers le pubis et parait être une dépendance de l'utérus. Sa forme générale est arrondie ou oblongue ; supérieurement elle est excavée, présentant comme une échancrure au niveau de son fond, de sa grosse extrémité qui lui donne un aspect de cœur de carte à jouer.

La matité est absolue. Pas de fluctuation. Pas d'ampliation ou d'expansion comme dans les tumeurs vasculaires. L'auscultation ne révèle aucun souffle. Au toucher, le col est béant, végétant, garni de granulations qu'on trouve à l'entour jusque sur les parois vaginales. Le toucher combiné au palper hypogastrique montre que l'utérus a perdu toute mobilité. Après cette exploration, le doigt retiré du vagin n'a pas l'odeur infecte à laquelle on pouvait s'attendre. Du côté du membre inférieur, on a la cuisse et la jambe droite énormément tuméfiées, blanchâtres, œdématiées. Le doigt s'imprime aisément dans les tissus. La douleur causée par la pression est très modérée. Pas de cordon noueux appréciable sur le trajet des veines, pas de ganglions engorgés.

Nous avons vu que le fonctionnement des autres appareils paraissait physiologique : peu de troubles visuels, miction normale, etc., etc.

Le diagnostic porté par M. Nicaise fut qu'il y avait deux affections bien distinctes, ici coïncidentes :

1° *Une tumeur abdominale.* Sans doute très ancienne, remontant à l'âge de la puberté et n'ayant pas fait obstacle à l'accouchement. Cette tumeur de nature bénigne est vraisemblement un fibrome utérin proéminent sous le péritoine. Cette hypothèse est justifiée, par la marche de la tumeur et l'abondance des ménorragies.

2° *Un cancer du col utérin*, dont ce début ne daterait que de 7 à 8 mois, cancer auquel était prédisposée la malade par l'hérédité.

Traitement symptomatique. La malade meurt de péritonite le 13 mars.

Autopsie. — Il y a : 1° péritonite purulente généralisée ;

2° Un fibrome interstitiel au voisinage de la trompe droite, plus volumineux qu'une grosse tête d'adulte, un autre à gauche.

3° Un cancer de tout le segment inférieur de. l'utérus, ayant respecté le corps de l'organe, mais ayant envahi le vagin, la base des ligaments larges, les os du bassin, la veine crurale droite et les ganglions.

L'année suivante, Marlowsky (1) constate à la clinique du Pr Slavjansky de Saint-Pétersbourg deux fois la succession des deux néoplasmes et en tire quelques conclusions.

Obs. XV. — Femme M... meurt à 78 ans, avec métrorragies, pertes fétides et tous les signes locaux d'un cancer qui se présente sous forme de tumeurs dures attenant à l'utérus. A l'autopsie, corps fibreux intestitiels et vers le fond tumeur spongieuse, ulcérée, qui est reconnue pour être un *adenome* à cellules cylindriques.

Dans certaines glandes la couche des cellules était unique, la plupart renfermait des amas irréguliers de cellules, débordant de tous côtés leur cavité.

Obs. XVI. — Femme de 59 ans, mère de six enfants, à 40 ans métrorragies provenant d'un polype fibreux qui est enlevé. Les pertes continuent malgré cela avec moins d'intensité en 1880.

En 1881 le doigt introduit dans le col utérin trouve une tumeur molle dans le canal cervical lequel est induré et comme infiltré.

En février 1881 la tumeur fait des progrès, se pédiculise, est opérée ; soulagement ; en avril nouveau polype pédiculé, puis signes de généralisation cancéreuse et ictère.

A l'examen microscopique il s'agit d'un adénome à cellules épithéliales cylindriques uniformes.

On ne pouvait se contenter d'une explication aussi banale que celle d'une simple coïncidence, aussi cherchait-on de divers cô-

---

(1) WILLIAM MASLOVSKY. *Edimb. med. journ.*, janv. 1882, p. 588.

tés à pénétrer la raison de la pluralité des néoplasmes chez un même individu, voire même sur le même organe. Verneuil renouvela à ce propos la théorie de Bazin ; nous parlerons plus tard de la diathèse néoplasique. Deux élèves de Verneuil Sauce (1) et Ricard (2) recueillirent avec soin, dans des thèses très documentées, tous les cas qu'ils purent trouver de coexistence de plusieurs néoplasmes chez un même individu. Ils sont amenés à constater la grande fréquence du cancer de l'utérus venant compliquer un ancien fibrome ; Ricard en particulier signale queques-uns des cas que nous venons de reproduire ; il donne les deux observations personnelles suivantes :

Obs. XVII. — La nommée Dauge (Clémence), 50 ans, entrée, le 7 juin 1884, salle Lisfranc. Elle se plaint de pertes, d'écoulement rougeâtre et de douleurs lombaires. L'utérus au spéculum montre un col gros, régulièrement induré ; l'utérus est volumineux, l'écoulement, formé de sang à peu près pur, ne présente aucune odeur. Les métrorragies continuant, on prescrit de l'ergot, de la digitale.

Quinze jours après, sans cause connue, sans examen préalable ni au doigt, ni avec le spéculum, la malade est prise d'accidents péitonéaux terribles qui la font succomber en 48 heures.

A l'**autopsie**, on trouve une péritonite généralisée et l'utérus du volume du poing, dur, blanchâtre et criant à la coupe, est parfaitement isolable des parties voisines. Dans sa cavité existe un polype fibreux, légèrement ecchymotique, implanté sur le fond baignant dans un liquide sanieux. La cavité du col est ramollie, ulcérée, et couverte de végétations blanchâtres, friables, que le microscope a révélées de nature épithéliale.

Obs. XVIII. — A la suite de ce premier fait l'auteur cite un second cas personnel de mort par péritonite suraiguë chez une femme porteur d'un fibrome utérin du volume du poing, facile à constater à la simple palpation. L'examen du spéculum avait, chez elle aussi, fait reconnaitre un épithélioma du col, ulcéré, fongueux, saignant facilement, à base indurée,

---

(1) Sauce. Essai sur la pluralité des néoplasmes. *Thèse*, Paris, 1880.
(2) Ricard. Sur la pluralité et la diversité des néoplasmes chez un même sujet. *Thèse*, Paris, 1885.

diagnostic porté par M. Verneuil. Cette femme, couchée dans la même salle. était entrée dans le service pour des métrorragies abondantes. Elle semblait avoir une bonne constitution, était d'apparence extérieure robuste. L'autopsie n'a pu être faite, du moins elle est passée sous silence.

Enfin, Ricard parle d'un troisième cas qui lui a été communiqué par le Dr Marey, observé dans le service du Dr Rigal. Il s'agit de corps fibreux et d'épithélioma de l'utérus avec lipome de la paroi abdominale. Aucun détail n'est donné sur ce troisième fait personnel.

Obs. XIX. — Quelques années auparavant, Lawson Tait (1) reçoit une malade que lui envoie le Dr Elias, de Southport. Cette malade, atteinte d'un myome est âgée de 45 ans, n'a pas eu d'enfants. Suivant sa méthode, le chirurgien anglais lui enlève les deux ovaires. L'opération, faite le 12 janvier 1880, est publiée ; 6 mois après, la malade meurt d'un cancer de l'utérus. Assez embarrassé de son échec, Lawson Tait prétend qu'il s'agissait d'un cancer du corps de l'utérus qu'il avait pris pour un myome : on se demande alors comment s'expliquerait la disparition complète des métrorragies. Il est vrai qu'il ajoute qu'il se peut qu'il se soit trouvé en présence d'un myome devenu cancéreux après la castration.

Obs. XX. — En 1894, Martin (1) cite le cas d'une malheureuse chanteuse de café-concert qui a longtemps été traitée par des empiriques au sujet d'un gros myome de l'utérus. Cette femme vient mourir à 35 ans dans son service. Il constate la présence d'un cancer du col inopérable. L'autopsie vérifie le double diagnostic qu'il a porté.

Les trois dernières observations ont été recueillies dans les services hospitaliers de Lyon et rapportées par Bourgeois (3) dans sa thèse.

____

(1) Lawson Tait. Tr. clin. des mal. des femmes, 1891, p. 308.
(2) Martin. *Normandie médicale*, 1897, p. 448.
(3) Bourgeois. De la coexistence des tumeurs fibreuses de l'ut. et du cancer de cet organe *Thèse*, Lyon, 1897, p. 50, 51, 52.

Obs. XXI. — Femme P. L..., entrée le 28 février 1894 ; 43 ans. Bonne santé habituelle. — Réglée à 14 ans, mariée, une grossesse il y a 17 ans, pas de fausse couche. Depuis plus d'un an, la malade a remarqué que ses règles devenaient plus abondantes et duraient plus longtemps, elles étaient également plus douloureuses qu'auparavant. Elle accuse trois métrorragies très abondantes dans l'espace de 4 mois. Pertes blanches continuelles depuis la même époque.

Constipation habituelle. Pollakiurie. Pas de douleurs abdominales.

Au toucher : col entr'ouvert, énorme, très induré, les lèvres antérieure et postérieure contiennent chacune un fibrome, on perçoit même à travers l'orifice un ou deux petits fibromes sous-muqueux. A la palpation bimanuelle, on sent une autre masse fibreuse, grosse comme une orange et adhérente au côté droit du corps de l'utérus.

Cathétérisme utérin donne 11 centimètres.

Le 9 mars un nouveau toucher, après dilatation du col, permet de ramener des débris avec l'ongle qui indique la présence d'un épithélioma au début, intracervical. Opération chirurgicale non acceptée.

On applique de la pâte de canquoin sur le col ; le 13 la malade élimine une large escarre comprenant la lèvre postérieure du col et une portion de la muqueuse vaginale du cul-de-sac postérieur. Nouvelles applications le 16 et le 19, puis la malade quitte le service.

Obs. XXII. — Femme X..., 37 ans 1/2, soignée dans le service pour fibrome du corps de l'utérus. Depuis 6 ans, pertes abondantes, tuméfaction de l'abdomen, pertes continuelles. Miction gênée, pollakiurie.

Au palper, utérus très volumineux, remonte à 4 travers de doigt audessus du pubis, paraît assez mobile.

Au toucher, col énorme, remplissant tout le vagin, en arrière il est ramolli avec pertes de substance, se laisse entamer par le doigt.

Curettage et pâte de Canquoin. Quelques mois après les douleurs reviennent plus vives, et s'irradient dans les régions lombaires; pelvienne, crurale, en particulier du côté droit.

La malade n'accusa plus d'hémorragie ni de leucorrhée. A l'examen le col est énorme, dur, légèrement entr'ouvert, se laisse entamer par l'ongle(1) ainsi que le vagin.

Obs. XXIII. — L. R..., 46 ans, entrée le 17 janvier 1897 dans le service de M. le Dr Poncet.

---

(1) Signe de l'ongle, donné comme caractéristique du cancer utérin.

Pas d'antécédents morbides personnels, ni héréditaires.

Réglée à 17 ans, mariée à 19, 3 grossesses ; une fausse couche il y a 14 ans, depuis pas d'autre grossesse.

Il y a 2 ans, violente métrorragie sans cause apparente. Le médecin appelé trouva dans le ventre une tumeur du volume du poing, il crut à une grossesse, cependant cette grossesse était logée dans la fosse iliaque droite ; la malade assure que cette tumeur était mobile mais pas assez pour franchir la ligne médiane. Depuis cette époque la tumeur a continué à croître peu à peu, en même temps les pertes sanguines survinrent continuellement ; il y avait aussi de la leucorrhée, pas de douleurs.

Depuis 15 jours, il est survenu des douleurs siégeant au niveau de la tumeur, et s'irradiant dans tout le ventre et dans les reins.

A l'examen du ventre, on sent une tumeur allongée transversalement, l'un des pôles de la tumeur reposant sur la fosse iliaque, l'autre débordant la ligne médiane.

La forme générale de la tumeur est ovoïde ; il y a au niveau de l'hypocondre gauche une bosselure arrondie du volume d'un œuf de poule. Par la palpation bimanuelle on se renvoie facilement la tumeur. La percussion dénote de la sonorité dans tout l'abdomen, de la submatité au niveau de ces tumeurs ; la consistance est dure, non fluctuante.

Au toucher, dès l'entrée du vagin on sent des bosselures, dures, ligneuses, au milieu desquelles se perd le col ; leur multiciplicité fait qu'elles échappent à toute description, on se rend compte que les parois du vagin, les ligaments larges sont infiltrés de tissu néoplasique.

Toucher rectal. — On sent la partie postérieure de la tumeur qui se présente avec les mêmes caractères de dureté et d'irrégularité qu'en avant.

L'état général s'est altéré depuis 2 ans, la malade qui était très forte a beaucoup maigri, cependant le visage a conservé une coloration de santé.

L'appétit est faible. Il n'y a ni constipation, ni diarrhée. La miction n'est ni gênée, ni douloureuse. Opération impossible.

Nous avons omis à dessein une observation de Hubert (1) intitulée Corps fibreux coexistant avec un cancer de l'utérus, donnée comme cancer du corps de l'utérus par Pichot (2) et Ricard (2) dans leur thèse. L'examen histologique fait par Hayem a démontré qu'il s'agissait de sarcome médullaire du fond de l'utérus.

---

(1) HUBERT. *Soc. anat.* Paris, 1873.
(2) *Thèse*, Paris, *loc. cit.*

Dans l'examen que Whitridge Williams (1) a fait d'une pièce anatomique trouvée ou opérée chez une femme de 52 ans, il s'agit également de sarcome de la muqueuse greffé sur un utérus myomateux. Sympson cite un cas analogue que nous n'avons pas cru devoir transcrire. Enfin. le lecteur curieux et surtout patient pourra lire dans le Traité des maladies chroniques de l'utérus du Dr Abeille (2) une observation de sept pages de petit texte qui le laisse rêveur sur la nature du néophasme observé. L'examen histologique fait d'ailleurs défaut. Ce serait un cas unique de coexistence de cancer épithélial et de fibrome, étant donné l'âge de la malade. Voici une partie de l'histoire clinique :

Miss…. 22 ans, ménorragies de longue date, puis écoulement continu de sang, amenant un épuisement et une anémie extrême. On constate 2 polypes que l'auteur qualifie de fibreux, l'un prenant racine près de l'ouverture interne du col, l'autre ayant son pédicule tout à fait au bas-fond de l'utérus. On enlève les polypes par hystérotomie. Guérison momentanée ; 4 ou 5 mois plus tard repullulation à distance du polype du fond de l'utérus, cette fois avec tous les caractères de tumeur maligne, ceux de l'encéphaloïde, 6 opérations successives, infection génitale et mort.

2° GROUPE. — *Cas de coexistence de fibrome et cancer de l'utérus ayant amené une opération radicale* (3).

C'est en Allemagne que la question est toujours d'abord envisagée au point de vue de la relation qui doit exister entre les 2 néoplasmes.

Nous citerons les dissertations inaugurales de Max Bœtticher (1884), de Wagner (1886) et surtout de Wharendorff (1884), les observations de Fritsch (1887), de Samschin de Saint-Pétersbourg (1887), de Schramm (1892), enfin et surtout le travail de

---

(1) AUBRY. Sarcome diffus de la muqueuse utérine. *Thèse,* Paris, 1896.
(2) Dr ABEILLE. 2e édit., 1877. Obs. XCV, p. 421.
(3) Notre tableau II donne une vue d'ensemble de ces observations.

Ehrendorfer (1892) publiées dans les *Archives de Gynécologie allemandes*.

Dans la thèse de Warendorff on trouve 4 observations, les malades opérées par Schrœder ont subi l'hystérectomie abdominale soit totale (2 cas) soit partielle (supravaginale, 2 cas), 3 sont mortes des suites de l'opération. La malade de Samschin subit l'hystérectomie vagino-abdominale et guérit, celle de Schramm l'hystérectomie vaginale.

En Angleterre, nous trouvons à cette époque (1890) deux observations du Dr Krug (1) donnant deux guérisons après l'hystérectomie vaginale.

Le travail d'Ehrendorfer (2) apporte 4 nouveaux cas : une femme traitée par l'hystérectomie vaginale guérit et reste sans récidive 1 an et demi plus tard, les trois autres malades sont opérées par la voie abdominale, une seule meurt, mais dans les deux autres cas l'hystérectomie n'a été que partielle et la récidive est fatale.

En France, à cette époque, Péan attache quelque importance à la coexistence de ces deux néoplasmes ; il y voit une relation, mais il considère surtout la coexistence du fibrome et du cancer utérins comme une complication opératoire dont son génie doit venir à bout ; il est tout à sa méthode.

Les lignes suivantes qu'il écrit 10 ans plus tard reflètent bien sa pensée (3) : « Il y a des cas ou des tumeurs bénignes ou malignes peuvent se développer simultanément dans cet organe, telles que, par exemple, des fibromes multiples du corps et un cancer du col ; dans ces cas on pourrait croire que la voie vaginale sera cette fois insuffisante pour établir le diagnostic et faire le traitement. Des faits nombreux nous ont prouvé qu'on y par-

---

(1) Krug. *Journ. ann. of obst.*, 1891.

(2) Ehrendorfer. *Arch. f. Ginek.*, 1892. Ueber das gleichezeitige Vorkommen von myofibrom und Carcinom in der Gebarmutter.

(3) Péan. *Gaz. des hôp*, 27 juin 1897. Quelques considérations sur le diagnostic et le traitement de certaines tumeurs de l'utérus et de ses annexes par voie vaginale.

vient mieux encore avec notre méthode que si l'on fait, comme quelques chirurgiens (1) l'ont proposé, une sorte d'opération double consistant à enlever le col cancéreux par le vagin et les tumeurs du corps par la laparotomie. Cette opération compliquée en deux temps nous paraît parfaitement inutile, et nous avons pu maintes fois, dans une seule séance, sans danger aucun et sans trop de difficultés enlever par voie vaginale le col cancéreux et le corps chargé de fibromes, ou bien le col sain et le corps farci à la fois d'épithélioma, de sarcome et de fibrome.

Nous avons même réussi à enlever ces tumeurs alors qu'il y avait du côté du vagin des obstacles plus ou moins graves entourant de difficultés et même de dangers le manuel opératoire.

Tel est le cas de la malade qui avait à la fois une cystocèle et une rectocèle avec rétrécissement annulaire du vagin et chez laquelle nous enlevâmes le corps de l'utérus dans lequel il existait un énorme fibrome, après avoir préalablement extirpé un épithélioma polypeux ».

En 1893, Péan avait eu l'occasion de rencontrer 6 fois la coexistence des deux néoplasmes ; chez deux malades l'épithélioma occupait le corps, chez quatre le col ; dans tous les cas, les fibromes occupaient le corps de l'utérus. Toutes ces malades ont guéri.

En 1888, Pozzi et Polaillon rencontrèrent des cas semblables qu'ils traitèrent par l'hystérectomie vaginale. Le diagnostic de cancer du col était seul porté avant l'intervention, et celle-ci fut rendue plus difficile par la présence de myomes.

Tout ceci peut-être considéré comme les débuts de cette période, dès lors les opérations vont aller se multipliant, on va commencer à s'inquiéter en France de cette redoutable complication du fibrome de l'utérus.

Deux thèses vont traiter ce sujet avec des conclusions diffé-

---

(1) Allusion à la célèbre opération de Bouilly, tentative d'ailleurs couronnée de succès. Nous renvoyons pour la discussion au dernier chapitre.

rentes : l'une à Lyon (1), inspirée par le Pr Poncet, l'autre à Bordeaux (2), inspirée par le Pr Demons et le Pr Lanelongue. Nous aurons à les signaler fréquemment. Le Dr Bourgeois qui est l'auteur du premier travail apporte 18 observations dont 3 personnelles, que l'on trouvera dans notre premier tableau et que nous avons reproduit plus haut : elles n'ont pas donné lieu à une intervention radicale soit par suite de refus de la malade, soit par inopérabilité.

Le Dr de Boucaud, auteur du deuxième travail, donne 17 observations et relate 5 cas nouveaux dans lesquels les chirurgiens ont constamment préféré la voie vaginale. Cependant, deux fois elle a été insuffisante et il a fallu faire l'hystérectomie abdominale.

Nous-même apportons 6 cas, dont 3 inédits, comme nous l'avons fait remarquer dans notre introduction (3)

Il serait intéressant de faire une statistique comparée du fibromyome pure et du fibromyome compliqué de cancer épithélial ; nous avons essayé d'y arriver, mais nous croyons ce travail à peu près impossible à l'heure actuelle.

D'une part, beaucoup de cancers inopérables échappent complètement au contrôle.

D'autre part, ceux pour lesquels le chirurgien tente une cure radicale, ne sont pas souvent examinés au point de vue qui nous occupe ; le voudrait-on qu'il serait souvent assez malaisé de reconstituer l'utérus morcelé pour y chercher la coexistence ou la non-coexistence du fibrome.

Un grand nombre de femmes atteintes de fibromes ne consultent pas le chirurgien ; ou bien ce dernier ne conseille pas une

---

(1) Bourgeois. De la coexistence des tumeurs fibreuses de l'utérus et du cancer de cet organe. *Thèse*, Lyon, 1897.

(2) De Boucaud. De la coexistence du fibrome et de l'épithélioma de l'utérus. *Thèse*, Bordeaux, 1898.

(3) Un travail de Babcolk a paru récemment sur la coexistence du fibrome et du cancer utérin dans le *The Americ. gyn. and obst.*, nous n'avons pu en obtenir la traduction temps.

opération que rien ne rend urgente, et la femme est perdue de vue.

Ainsi, M. Bouilly a bien voulu nous dire qu'il avait plusieurs fois constaté la présence simultanée d'un fibrome et d'un cancer de l'utérus sans qu'il intervînt à cause de l'extension des lésions. Notre maître, M. le Pr Duret, nous a exprimé la même idée.

La plupart des chirurgiens considèrent la coexistence du fibrome et du cancer évoluant sur un même utérus comme assez rare, au moins en France. A l'étranger, les statistiques accusent une moyenne sensiblement plus élevée.

Sur 56 cas de fibromes, Jacobs (1) a rencontré. . . . .
- 3 fois le cancer du col.
- 1 fois le cancer du corps.
- 5 fois la carcinose abdominale généralisée.

Il donne la statistique de Martin (2) qui porte sur 201 fibromes avec.
- 2 carcinomes du corps.
- 7 carcinomes du col.

D'autre part, Lauwers (3) n'aurait observé que 3 fois la coexistence sur 200 fibromes, il est vrai que depuis cette époque de nouveaux cas sont venus s'ajouter aux premiers.

Une statistique allemande donnée par Vitrac (4) accuse 4 à 5 pour 100. Lui-même, dans le service de Lanelongue, a noté sur 82 cancers utérins, 2 fois la présence de fibrome.

Ajoutant les cas récents du même service, ce qui les porte à 95, de Boucaud y a trouvé une troisième fois la coexistence du fibrome, soit environ 3 pour 100. Cependant, en un mois, le Pr Demons, de Bordeaux, a pu opérer 2 nouveaux cas, ce qui tendrait à faire admettre que la fréquence est plus considérable.

---

(1) Jacobs. *Ann. Inst. Sainte-Anne*, t. II, n° 1, 1898.
(2) Martin cité par Jacobs. *Soc. gyn. et obst. belge*, 1897, p. 12.
(3) Lauwers. *Société belge gyn. et obst.*, 1897, p. 49.
(4) Vitrac. *Gaz. hebd. des sc. méd. de Bordeaux*, 25 juillet 1897, n° 30, Bégouin. *Id.*, 29 août 1898, p. 411.
(5) De Boucaud. *Thèse*, Bordeaux, 1898, p. 15.

Le Pr Terrier (1) n'a opéré qu'une seule fois un utérus à la fois fibromyomateux et cancéreux sur 75 cas.

Bouilly (3) a opéré depuis 1892 jusqu'en octobre 1898, 109 cas de fibromes et a observé en même temps. . . . . { 4 fois un cncer du col. 2 fois un cancer du corps.

Il a eu l'obligeance de nous dire qu'un grand nombre de fibromes avait passé par ses mains sans qu'il les opérât, de telle sorte qu'il ne croit pas que la fréquence de la coïncidence du fibrome et du cancer de l'utérus soit supérieure à 2 à 3 pour 100.

Sur 250 cas notre maître le professeur Duret nous a indiqué.. . . { 3 fois le cancer du corps. 2 fois le cancer du col. 1 fois le cancer de l'isthme.

Le Bec (3), sur 57 cas, n'a observé qu'une fois la complication que nous étudions.

Péan (4), sur 650 : 6 ou 7 fois seulement.

Nous ne tirerons aucune conclusion de ces statistiques, elles sont trop peu nombreuses ; le cancer, comme complication du fibrome utérin a été trop peu remarqué pour que nous nous en tenions aux chiffres notés plus haut.

------

(6) TERRIER. Communications aux Congrès de chir. de Paris, in *Revue de chirurgie*, 1896, p. 886, 1897, p. 882 et 1100, 1898, p. 1143 et *Compte rendu C. ch.*, p. 634.

(7) BOUILLY. Congrès Ch. Français, 1898, p. 643.

(8) LE BEC. Congrès Ch. Français, 1897, et *Revue ch.*, 1897, p. 1051.

(9) PÉAN. Congrès Ch., 1893, p. 16.

CHAPITRE III

RAPPORTS ANATOMIQUES DES DEUX NÉOPLASMES

On peut donc trouver dans l'utérus :

1° Des fibromyomes purs ;

2° Des cancers purs (épithéliomas ou carcinome) ;

3° Des tumeurs en partie fibromateuses, en partie épithéliales ;

4° La coexistence du fibrome et du cancer avec pleine indépendance de l'un et l'autre ;

5° Des récidives sous forme d'épithélioma succédant à des fibromes extirpés.

Cette dernière variété est intéressante à étudier. Nous en avons cité plusieurs cas dans le chapitre précédent.

Maslowsky nous en donne un exemple (Obs. XIV) : une femme est opérée d'un polype fibreux un an après, elle présente un cancer cervical.

L'observation de Mme Boivin (Obs. II) est plus probante puisque ce n'est que 6 ans après la ligature d'un polype que la malade succombe au cancer utérin.

Celle de Weiss, que nous donnerons à la fin de notre travail, est plus remarquable encore, elle a fait l'objet de deux communications à une année de distance.

Chemin faisant nous signalerons d'autres cas.

La 4° variété, que nous avons énumérée, c'est-à-dire la coexistence du cancer épithélial et du fibrome, doit seule nous occuper maintenant.

Les deux néoplasmes peuvent occuper tous les deux le corps ou tous les deux le col de l'utérus, ou bien le cancer occupe le col et le fibromyome le corps ou *vice-versâ*; le cancer peut encore se localiser à l'isthme de l'utérus.

Sur nos 87 observations, notons :

1° 42 cas de fibrome du corps et épithélioma du col ;

2° 35 cas de fibrome du corps et cancer corps ;

3° 1 cas de fibrome et cancer du col ;

4° 1 cas de fibrome du corps et du col et de cancer du col ;

5° 1 cas de fibrome du corps et cancer de l'isthme ;

6° Dans 6 cas les détails anatomiques sont insuffisants. Nous avons mis à part un cancer aigu du col ; disons aussi que dans l'observation de Benporath (Obs. XI), il est dit que le cancer a débuté par le vagin et n'a atteint le col utérin que secondairement.

Une remarque frappera immédiatement les esprits les moins prévenus ; si nous prenons simplement les cas de fibromes compliqués de cancer soit du col, soit du corps, ce qui constitue la presque totalité des cas, nous voyons que le cancer s'est montré au col 42 fois et 35 fois au corps. Si nous consultons seulement le 2ᵉ tableau qui comprend les cas récents, nous constatons 27 cas de coexistence de fibrome et cancer du col et 30 de coexistence de fibrome et cancer du corps. S'il ne s'agissait que d'une simple coïncidence, il n'y aurait aucune raison pour que le rapport de la fréquence relative de la localisation des deux cancers ne soit pas maintenu.

Or quel est ce rapport ?

En 1876, dans sa thèse, Pichot (1) avait réuni 44 cas de cancers du corps en compulsant toute la littérature. Il est vrai qu'à cette époque, l'attention n'étant pas appelée de ce côté, nous ne pouvons rien conclure de ce chiffre.

Les 122 cas de Gusserow sont un mélange de sarcomes et épithéliomes.

---

(1) Pichot. *Thèse*, Paris, 1876.

Szukits, cité par Schrœder, donne 420 cancers du col pour 1 du corps ; Schrœder, 842 pour 28 ; Schatz, 80 pour 2 ; Calderini, 150 pour 8 ; Coé 9,000 pour 15.

Ces statistiques représentent seulement 3 ou 3,5 pour 100 ; elles sont notoirement trop faibles. On voit des auteurs indiquer 34 pour 100 (Sænger, Olshausen, Martin), c'est-à-dire 1/3 ; admettons si l'on veut cette dernière statistique, la différence est encore grande, puisque les proportions sont de 6 à 5.

Au point de vue anatomique nous étudierons d'abord le fibrome et ensuite le cancer.

I. *Fibrome*. — On observe toutes les *variétés*, sous-péritonéaux, interstitiels, sous-muqueux, polypeux, mais ce qui montre bien encore que la complication que nous étudions n'est pas un pur hasard, c'est la constatation suivante : le fibrome qui avoisine le plus la muqueuse, l'interstitiel, celui qui crée le plus fréquemment les lésions d'endométrite est le plus souvent noté. Il serait intéressant de connaître la proportion exacte de coexistence du cancer et du polype fibreux, soit opéré depuis plus ou moins longtemps, soit non opéré. Malheureusement les cas observés jusqu'aujourd'hui sont trop peu nombreux.

Le *volume* des fibromes varie ; il en est de petits comme une noisette, il en est d'énormes comme celui d'une de nos observations personnelles.

Le *nombre* est en raison inverse du volume : dans certains cas la matrice est farcie de fibromes, c'est l'expression employée par les auteurs et dans ces cas les fibromes sont petits, passés inaperçus ; dans d'autres cas, il existe un ou deux gros fibromes de la paroi antérieure ou de la paroi postérieure ; dans ces cas souvent le ou les fibromyomes ont seuls attiré l'attention ; nous supposons évidemment qu'il s'agit de cancer du corps.

Le *siège* du fibrome suit la loi générale de localisation, cela n'a rien d'étonnant puisqu'il précède le cancer. Dans un cas, fibrome et cancer occupaient le col de l'utérus, dans un autre cas le corps et le col étaient fibromyomateux. Nous pensons qu'il doit en être ainsi assez fréquemment.

Le fibrome évolue seul pendant longtemps, il suit donc

l'évolution naturelle des fibromes, c'est-à-dire qu'il devient fibreux, graisseux, se calcifie (plusieurs cas), subit même la dégénérescence sarcomateuse.

Nous n'avons rien à dire de l'état macroscopique de la coupe du fibrome ; elle est généralement si typique qu'elle ne nécessite pas l'examen microscopique. Les *connexions* des myomes avec le tissu utérin restent ce qu'elles sont d'habitude, c'est-à-dire qu'on retrouve presque toujours la zone lamellaire de tissu cellulaire lâche qui les sépare de l'utérus : la capsule, le lit, ou, si l'on aime mieux, le tissu de liaison des Allemands. Nous avons noté plus haut la rareté de l'envahissement du fibrome par le cancer de la muqueuse. Seulement l'indépendance du fibrome n'est pas complète, sans quoi on ne comprendrait pas comment il puisse avoir une influence aussi grande sur la muqueuse utérine, au point d'y créer la métrite ou même d'adénome et le carcinome.

« Le plus souvent, dit Pozzi (1), au lieu d'être enchâssé dans le parenchyme utérin, comme un simple corps étranger, le fibrome y est retenu par des tractus fibreux plus ou moins épais par où s'établissent aussi les connexions vasculaires », quelquefois même il n'y a pas de démarcation entre le fibrome et la paroi utérine.

Dans tous les cas, le muscle utérin subit un travail qui ressemble un peu à celui de la grossesse, suivant le mot de Guyon. L'utérus s'hypertrophie et se dilate. Dans presque toutes nos observations on note une épaisseur anormale des parois utérines : 2 centimètres et jusqu'à 4 centimètres et plus. Il y a augmentation du nombre et du volume des fibres musculaires et prolifération conjonctive ; la cavité utérine s'accroît, c'est là un bon signe de présence du fibrome.

Tous ces détails ont une grande importance ; ils prouvent que l'utérus en son entier ne reste pas indifférent à la présence d'un simple myome.

---

(1) Pozzi. Tr. de gyn., p. 260, 3ᵉ édit.

Dans le cas où il y a coexistence des deux néoplasies, l'hypertrophie et la dilatation de l'utérus sont plus remarquables encore.

II. *Cancer*. — Le cancer utérin se localise par ordre de fréquence :

1° Au col ;

2° Au corps ;

3° A l'isthme.

1° *Au col* toutes les variétés existent. .

a) Le cancer *papillaire*, en chou-fleur, de la portion vaginale du col, débutant par l'épithélium pavimenteux qui tapisse la face externe du museau de tanche. Beaucoup d'auteurs étrangers (Landau et son élève Abel) admettent que très fréquemment il y a altération de la muqueuse utérine, soit métrite, soit dégénérescence maligne. Nouvelle preuve des connexions étroites qui existent entre les différentes portions de l'utérus ; en outre constation importante au point de vue thérapeutique, car elle permet de se convaincre de l'inutilité de l'opération de Schrœder comme opération curative.

b) La forme *nodulaire* difficile à diagnostiquer au début.

c) La forme *cavitaire,* rongeante, térébrante, le cancer étant uniquement cervical. Plusieurs observations notent cette variété. Peut-être est-elle plus fréquente dans le cas de fibrome, point à élucider.

d) Enfin la forme dite *liminaire,* qui débute par le vagin et envahit le col secondairement, comme dans l'observation rapportée par Barnes.

Au point de vue histologique, on rencontre l'épithéliome cylindrique, l'épithéliome pavimenteux, tubulé ou lobulé, le carcinome des Allemands qui n'est qu'une variété d'épithélioma.

2° *Au corps*. — Le cancer du col peut se propager au corps, nous en citons des exemples ; dans ce cas il garde son type histologique. On a cependant dans certains cas trouvé deux cancers : un épithéliome pavimenteux du col et un épithéliome cylindrique du corps nettement séparés par une bande de muqueuse saine.

Dans ce paragraphe, nous ne nous occupons que du cancer épithélial primitif du corps. Nous en avons de très nombreux exemples (35) revêtant la forme villeuse diffuse, ou la forme polypiforme. Dans aucun cas ce cancer n'est descendu au col, mais cela n'est pas impossible.

En France, on dit avec Cornil qu'il s'agit d'épithélioma cylindrique tubulé et lobulé, en Allemagne on reconnaît plusieurs formes : adénome malin, adéno-carcinome. On a vu aussi l'épithélioma pavimenteux.

Nous n'avons pas à entrer dans la discussion au sujet de ces variétés, il nous suffit de savoir que le carcinome, présentant à l'examen des cellules épithélioïdes, mérite le nom de cancer épithélial.

3° *A l'isthme.* — Cette troisième variété de cancer utérin n'est pas étudiée spécialement dans les traités classiques de gynécologie, on a tenté cependant d'en faire une variété spéciale. Kaminer (1), dans sa thèse, donne deux observations de cancer de l'isthme de l'utérus observés dans le service de M. le Pr Terrier par son assistant Hartmann : il s'agit d'épithélioma cylindrique. Il y a dans ces deux cas dilatation et hypertrophie de l'utérus. Une seule fois nous avons trouvé la coexistence de fibromes utérins et de cancer de l'isthme (Obs. personnelle), l'isthme était très dilaté et très hypertrophié comme dans les 2 observations de Kaminer. Le col utérin et les 3/4 supérieurs du corps utérin étaient intacts.

Le cancer essentiellement envahissant en surface et en profondeur, envoie des prolongements dans la musculeuse sous forme de bourgeons et de boyaux épithéliaux, mais généralement toute la musculeuse n'est pas envahie, du moins nous ne trouvons pas de cas où ce fait soit relaté. Le fibrome peut être envahi par le cancer utérin, mais ce fait est rare.

On sait depuis longtemps que dans presque tous les cas où il existe un myome, on trouve des lésions de la muqueuse, soit

---

(1) KAMINER. Essai sur le cancer de l'isthme de l'utérus, 1893, XIII, n° 271.

une endométrite glandulaire, soit une endométrite parenchy-
mateuse ou interstitielle. La première forme serait fréquente
pour les fibromes éloignés de la cavité utérine et la seconde
pour les fibromes rapprochés de cette même cavité (Wyder).
Cette endométrite peut exister telle quelle dans le cas de
coexistence des fibromes et cancer du col. De Boucaud a pu
examiner la muqueuse utérine dans un cas de ce genre; il
insiste sur ce fait parce que selon lui il prouve qu'il n'y a
qu'une coïncidence entre les deux néoplasies, et non une
relation.

Cependant à l'étranger, en Allemagne principalement, ce que
nous décrivons sous le nom d'endométrite glandulaire prend le
nom d'adénome bénin, d'adénome typique. Le nom ne fait rien
à la chose, mais ce qui est bien plus intéressant c'est que les
auteurs auxquels nous faisons allusion ont pu suivre la transformation de l'adénome bénin en adénome malin, atypique; ils
sont amenés à considérer l'adénome typique, bénin, comme
une première phase du cancer, d'où l'importance extrême de la
métrite, d'où la démonstration de l'influence du fibrome utérin.

Citons quelques noms pour appuyer ces conclusions.

Eppringer a eu l'occasion d'enlever des polypes utérins chez
une femme de 36 ans. Au microscope, il constate la présence
d'adénomes. Quatre mois plus tard, il existait de nouvelles
masses polypeuses, mais cette fois la transformation était complète, l'adénome était devenue atypique, le carcinome commençait son œuvre envahissante.

Veit a pu suivre également cette transformation.

Maslowsky donne l'examen histologique de deux cas dans
lesquels il lui a été donné de faire la même constatation. Dans
l'un il s'agit d'une femme de 59 ans, chez qui il enlève un
polype. Il y avait adénome bénin. Quelques mois plus tard
seconde intervention, puis troisième ; cette fois-ci l'adénome est
devenu malin, il s'agit d'épithéliome cylindrique.

Wahrendorff a, lui aussi et un des premiers, établi cette
transformation et par suite il a conclu à l'influence considérable
des fibromes sur l'apparition du cancer. De telle sorte qu'en

Allemagne il est classique de dire que les causes les plus fréquentes du cancer sont les déchirures du col utérin et les fibromes.

Baecker, de Buda-Pesth (1), dans le même ordre d'idées, ajoute en se basant sur 705 cas de cancer utérin, que pour lui, la véritable cause du cancer est l'endométrite puerpérale. Concluons donc avec tous ces auteurs, auxquels nous pouvons joindre Jacobs de Bruxelles, que l'endométrite prédispose au cancer.

On répète par contre, dans tous les traités de gynécologie, en se rapportant à l'opinion de Galliard Thomas (2), que les négresses, si sujettes au fibrome puisqu'on est presque sûr d'en rencontrer après la 30ᵉ année, sont presque à l'abri du cancer ; cette opinion est inexacte, les statistiques récentes de Louisville et de la Nouvelle-Orléans prouvent que c'est justement le contraire qui est vrai.

---

(1) *Semaine gynécol.*, 1897, p. 276.
(2) GALLIARD THOMAS. Tr. clin. des maladies des femmes.

CHAPITRE IV

LE FIBROME PROVOQUE-T-IL L'APPARITION DU CANCER ?
EXPLICATION DE CETTE COMPLICATION DU FIBROME POUR LE
CANCER DU CORPS ET POUR LE CANCER DU COL

Le fibrome est toujours la lésion ancienne, le cancer vient s'y ajouter, le compliquer. N'y a-t-il dans ce fait qu'un pur hasard, une simple coïncidence ou bien existe-t-il une véritable relation ? En d'autres termes, à l'inverse de ce que croyait Cruveilhier, la femme qui a un utérus fibromyomateux est-elle plus prédisposée qu'une autre au cancer utérin ?

Les auteurs se classent en deux groupes à ce sujet : les uns refusant, les autres admettant cette relation.

Parmi les premiers citons Winckel, Schramm, Nicaise. C'est l'opinion de l'école bordelaise. Dans plusieurs communications faites à la Société de gynécologie, d'obstétrique et de pédiatrie de Bordeaux (1897), tour à tour Vitrac et Bégouin, s'appuyant sur les cas opérés par le Pr Demons et le Pr Lanelongue, admettent qu'il n'y a qu'une simple coïncidence. L'argument qu'ils donnent est bien simple, il vient à la pensée de tous : le fibrome de l'utérus est très fréquent (1 cinquième des femmes d'après Bayle), l'épithélioma utérin est également fréquent, donc quelquefois ils doivent se trouver réunis. Et cependant depuis que leur attention est attirée de ce côté, Vitrac et Bégouin observent de plus en plus fréquemment cette complication : « Depuis quelques mois, dit le Dr Bégouin (1), jai eu l'occasion d'en voir

____

(1) Dr Bégouin. *Gaz. hebd. des sc. méd. de Bordeaux*, 23 mai 1899.

3 cas dans le service ou dans la clientèle de mon maître **M.** le Pr Demons. »

De Boucaud dans sa thèse, que nous nous sommes fait un plaisir de signaler, reflète la pensée de ses maîtres. Un examen anatomique soigneux fait par lui-même dans un cas de coexistence de fibrome du corps et de cancer du col, où il a trouvé la muqueuse du corps utérin simplement atteinte de métrite vulgaire, l'a confirmé dans son opinion et cependant il ne se refuse pas absolument à voir une relation puisqu'il dit que : « dans la majorité des cas, la coïncidence de ces deux tumeurs n'est qu'un fait de hasard. »

Un autre élève de l'école de Bordeaux en 1897, le Dr Texier (3), avait accessoirement été amené à parler de la coexistence des deux néoplasmes utérins, et citait comme très admissible l'opinion de Schrœder concernant la transformation de l'adénome bénin en adénome malin.

D'ailleurs il faut bien le dire, trés nombreux sont les auteurs qui admettent une relation étroite entre le fibrome et le cancer. Avant d'exposer leurs idées et celles de notre maître le Pr Duret, nous tenons à dire une fois de plus que nous ne parlons pas des myomes au centre desquels on a pu trouver une tumeur maligne, ni de l'envahissement secondaire d'un myome par une tumeur voisine, nous nous sommes suffisamment expliqués à ce sujet ; nous n'envisageons que ce qui constitue l'objet de notre thèse, la coexistence des deux néoplasmes.

Dès 1856, Péan avait démontré la facilité avec laquelle les fibromes, quelle que soit la région où ils prennent naissance, peuvent récidiver sous forme de sarcome, ce qui lui permettait de dire en 1893, en citant l'opinion de chirurgiens qui croyaient à la relation entre les fibromes et le cancer de l'utérus, qu'il n'avait pas été étonné d'avoir eu « chez deux malades, en faisant l'hystérectomie vaginale totale, l'occasion de trouver des fibro-

____

(1) Dr Texier. Des indicat. de l'hystérect. vaginale dans le trait. de l'épith. du col. *Thèse*, Bordeaux, 1896-1897, p. 84.

mes devenus sarcomateux, et chez six autres, un épithélioma
en même temps que des fibromes de l'utérus ; chez deux
d'entre elles l'épithélioma occupait le corps, chez quatre le col
de cet organe ».

Verneuil, Ricard, ont la même pensée : « il est probable,
croient-ils, qu'un utérus déjà porteur d'une tumeur bénigne,
sera plus aisément envahi par un néoplasme malin. » Mais pour
eux c'est une « question de terrain ». On connaît à ce sujet la
théorie déjà ancienne de Bazin, reprise par Verneuil. Ce dernier
recherchant avec soin les néoplasmes multiples chez le même
individu les a divisés en catégories suivant leur nature : ainsi la
coexistence d'un néoplasme bénin et d'un néoplasme malin sur
un même organe, l'utérus, est ce qu'il appelle d'une manière
assez barbare une tumeur hétéro-histique monotope hétéré-
lique. En énumérant ces catégories il a soin d'ajouter que « ces
variétés peuvent se combiner à l'infini et on remplirait une page
du seul titre des sous-variétés possibles » et voici ce qu'il con-
clut, et ce qu'ont admis avec lui dans leur thèse, ses élèves
Sauce (1) et Ricard (2) : tout néoplasme est arthritique et les
néoplasmes quelque différents qu'ils puissent être par leur
nature, leur évolution et leur influence sur l'organisme sont et
demeurent une dépendance de l'arthritis, dont la diathèse néoplasique n'est qu'une des innombrables modalités. Cette théorie
n'est pas suffisamment admise à l'heure actuelle pour que nous
la discutions, d'ailleurs nous ne nous plaçons qu'à un point de
vue spécial. Il semble plus simple ici d'admettre une cause
locale. Cette cause ne préjuge rien de la nature intime du cancer lui-même, qu'il soit diathésique, parasitaire peu importe.

1° Nous avons vu plus haut que Schrœder a fourni une théorie
très plausible de la coexistence du *fibrome et du cancer du corps*
de l'utérus.

Le premier en Allemagne il a pu suivre la transformation de

<hr>

(1) Sauce. 1888. *Thèse*, Paris, déjà cité.
(2) Ricard. 1885, *Thèse*, Paris, déjà cité.

l'adénome bénin (endométrite glandulaire) en adénome malin,
donc c'est l'endométrite de règle quand il s'agit de fibrome
muqueux ou interstitiel surtout s'il y a de multiples fibromes,
qui est la cause de l'apparition du cancer.

Cette opinion a été admise avec faveur par Wahrendorff (1887)
qui le premier exposa nettement les idées de son maître le
savant Pr de Berlin, par Ehrendorfer (1892), par Reklinghausen,
par Wagner, moins catégoriques il est vrai. De l'Allemagne la
théorie gagne la Belgique : Dorff, Jacobs, de Bruxelles ; Lauwers
de Courtrai ne veulent pas conclure parce que le nombre des
faits qu'ils ont observés est trop restreint, mais ils sont tout
prêts à admettre l'opinion de Schrœder.

La France commence à suivre le courant : en 1891 Bisch (1)
dans une excellente thèse signale les dégénérescences malignes
qui peuvent venir compliquer une tumeur bénigne. Il s'appuie
sur l'opinion de Gusserow qui a démontré la fréquence du sarcome compliquant le myome utérin. Il recommande d'examiner soigneusement les malades porteurs d'un fibrome au moment
de la ménopanse, entre 40 et 50 ans, pour dépister ces complications. En 1895 Bahri, à Lyon également, donne l'observation malheureusement peu détaillée d'une malade de 51 ans,
chez laquelle en 1893 on a constaté la présence d'un fibrome ;
en 1895 on lui fait un curettage, on reconnaît dans les débris
ramenés la présence de cellules épithéliomateuses et l'hystérectomie est faite. Il considère ces faits de dégénérescence
maligne de la muqueuse d'un utérus fibromateux comme fréquents. Toujours à Lyon, mais plus récemment, Bourgeois nous
fait connaître les idées du Pr Poncet et du Pr Laroyenne. Ce
sont celles de Wahrendorfer. Notre maître le Pr Duret les a
lui aussi émises devant la Société des Sciences médicales de
Lille en 1897, elles ont été le point de départ de notre travail.

---

(1) Bisch (1891). Du cancer primit. du corps de l'utérus. Trait. curatif, 1891,
Thèse, Lyon.

(2) Bahri. Contrib. à l'étude des dégénérescences malignes des fibromyomes.
Thèse, Lyon, 1895. — (Bibliographie étrangère très riche).

Citons les paroles de Martin (1) : « Est-ce simple hasard et coïncidence ? Je ne le pense pas, car de telles observations sont trop fréquentes, s'il n'est pas démontré que le fibrome peut dégénérer en cancer, du moins faut-il admettre que l'existence du premier prédispose à l'éclosion du second. On a répété bien des fois que les femmes atteintes de métrite chronique étaient plus exposées au cancer utérin, je pense qu'il en est de même de celles atteintes de fibrome, au surplus pas de fibrome sans lésions concomittantes de la muqueuse utérine, sans endométrite. »

La conclusion de Martin sera la nôtre : « Il nous paraît donc établi qu'il existe une relation entre le fibrome du corps et le cancer du corps. »

2° En est-il de même pour le *cancer du col*, ou bien ici ne faut-il pas se contenter de l'explication banale de simple hasard admise par beaucoup. Nous ne le pensons pas. Peut-être, ainsi que nous le dirons plus tard, la même théorie conviendrait-elle, mais on a cherché d'autres explications.

On se souvient des lois de Quenu touchant les tumeurs épithéliales :

1° Tout changement apporté soit à la situation, soit à la structure d'un organe ou d'une portion d'organe y crée une disposition au néoplasme ;

2° Toute irritation prolongée d'un revêtement épithélial favorise la tendance de celui-ci à devenir le point de départ d'un épithéliome.

Ainsi par exemple quand il s'agit de fibromes sous-péritonéaux, les troubles circulatoires sont à peu près nuls, il y a peu ou pas d'endométrite et par suite peu ou pas d'hémorragie, mais ces tumeurs surtout en augmentant de volume ont une tendance à s'élever dans l'abdomen ; l'utérus suit leur mouvement d'ascension ; on s'en rend compte facilement au toucher vaginal. Les culs-de-sac vaginaux sont difficiles à atteindre, le col est élevé, mais en même temps il s'allonge, la portion cer-

____

(1) MARTIN. *Normandie méd.*, 1897, p. 448.

vicale se trouvant continuellement tiraillée ; il suffit d'avoir vu quelques pièces de ce genre enlevées par l'hystérectomie abdominale totale pour être fixé sur la longueur inusitée du col. De plus, ajoute Bourgeois, dans la station verticale le poids de la tumeur presse sur l'utérus : « Ces alternatives de tiraillement et de compression retentissent aussi sur la circulation de l'organe ; ces phénomènes se répétant d'une façon continue pendant quelques années provoquent au niveau du col une irritation chronique favorable à la productiou de la dégénérescence de la muqueuse utérine. »

On a donné la même raison pour expliquer la coexistence des fibromyomes du corps avec le cancer du col. Dans ces cas aussi le col est dévié en arrière si le fibrome est antérieur, en avant s'il occupe le cul-de-sac de Donglas, latéralement à droite ou à gauche suivant les cas ; il est de plus tordu, fléchi. Même théorie pour les fibromes du fond ou les polypes qui viennent continuellement irriter le col : par suite de l'inversion plus ou moins marquée du fond de l'utérus, le fibrome ou le polype vient reposer presque constamment sur l'orifice interne du col, d'ailleurs souvent entr'ouvert.

Dans tous les cas, il y a des modifications dans la circulation du col utérin, de fréquentes congestions de cette portion de l'utérus ; puis des phénomènes inflammatoires peuvent survenir sous l'influence d'une lésion accessoire ; des modifications anatomiques profondes en sont la conséquence et la dégénérescence maligne devient facile à comprendre.

Tous les anciens anatomo-pathologistes considéraient des maladies inflammatoires et chroniques de l'utérus du col en particulier, comme des causes occasionnelles très importantes dans la production du cancer de cet organe (Lisfranc, Boivin et Duguès...).

De notre temps on a attribué une grande importance aux déchirures du col utérin qui se font au moment de l'accouchement, d'où, d'après quelques auteurs (Allemagne), nécessité de faire la colporraphie. De même les traumathismes répétés sont une cause de cancer.

C'est la même théorie qui a été émise plus haut en s'appli
quant à l'irritation produite par certains fibromes.

« Nous pensons, dit Laurent (1), de Bruxelles, que si l'organisme n'est pas héréditairement favorable au développement
d'une tumeur maligne une région peut le devenir isolément
sous l'influence de la modification de la région, la tumeur primitivement bénigne, s'accompagne de dégénérescence maligne,
il y a réceptivité morbide acquise. Ainsi il y a coexistence fréquente de fibrome et sarcome de l'utérus. » Ce que Laurent
applique au sarcome on peut l'appliquer au cancer épithélial.

Jacobs admet également que la coexistence des 2 néoplasies
est fréquente surtout au voisinage de la ménopause et que la
tumeur fibreuse prédispose l'utérus à la dégénérescence maligne (2). Simpson admet comme cause l'irritation chronique
causée par un polype fibreux. On a souvent comparé le fibrome
à une épine irritative. C'est une théorie qui n'est pas créée pour
le fibrome lui-même, mais que Quénu a généralisé, nous l'avons
vu. De même Berger : « On note souvent à l'origine de beaucoup
de tumeurs cancéreuses des causes d'irritation dues à des traumatismes souvent répétés d'une lésion ancienne arrêtée dans
son évolution et servant d'épine autour de laquelle naît et se
développe la tumeur maligne : fibrome ancien de la glande
mammaire et sarcome volumineux consécutif, dent incluse pour
les adontomes. »

Critzman cité par Aubry exprime la même idée : le traumatisme peut comme les irritations locales réitérées et comme
l'âge faciliter l'éclosion d'une tumeur épithéliale.

D'autres auteurs ont vu dans le col utérin un *locus minoris
resistentiæ*. On a même essayé une explication basée sur l'embryologie : pendant la vie embryonnaire, le col a été le siège
d'une complication formative ; en ce point l'épithélium pavi-

---

(1) LAURENT. La clinique de Bruxelles et *Arch. de loc.*, 1895, p. 69.
(2) JACOBS. *Ann. de l'Inst. Sainte-Ann?*, 1897 et *Soc. belge gyn. et obst.*, 1897, p. 12.
(3) BERGER. *Soc. chirurgie.* Séance du 4 mai 1895.

menteux du sinus uro-génital s'est réuni à l'épithélium cylindrique des canaux de Muller. Or il est démontré que tous les organes qui ont été le siège des complications formatives sont plus exposées que les autres à l'arrêt des germes embryonnaires. Or si l'on accepte la théorie de Conheim, ces germes peuvent sous l'influence du traumatisme, de l'irritation prolongée, ou sous l'influence de congestions répétées, se réveiller et proliférer. Le cancer est constitué, tel est le cas pour le cancer du col de l'utérus.

Plus simplement on a dit que le cancer épithélial avait une singulière prédisposition pour les orifices naturels et surtout pour ceux où l'on note un changement d'épithélium comme le col utérin, l'orifice buccal.

Ces explications sont-elles bonnes? peut-être faut-il admettre ici la même explication que pour le fibrome et le cancer du corps : les deux segments utérins ne sont pas aussi séparés qu'on l'a admis jusqu'ici, il y a souvent en même temps que métrite corporéale, métrite cervicale et la dégénérescence est possible au col comme au corps.

Pour démontrer cette théorie il faut des examens histologiques nombreux, des opérations précoces qui permettent de voir le point de départ du cancer du col : ces éléments nous manquent à l'heure actuelle.

3° Un certain nombre de *causes adjuvantes* favorisent l'apparition et le développement du cancer utérin, qu'il soit seul ou qu'un fibrome préexiste. Il nous faut, pour être complet, les étudier rapidement.

Age. — Le cancer isolé du corps se voit presque exclusivement chez les femmes qui sont au voisinage de la ménopause « cancer de la ménopause », tandis que le cancer du col se voit le plus souvent à la fin de la période de l'activité sexuelle, nouvelle preuve, semble-t-il de l'influence du traumatisme génital. Dans les cas où le cancer vient compliquer un fibrome, cette règle est à peu près la même. Reprenons nos tableaux, voici ce que nous y lisons.

1° Cas de coexistence du fibrome du corps et du cancer du col :

42 cas: 2 malades avaient moins de 40 ans (35 ans (Martin); 27 1/2 ans).
     6   —   de 36 à 40 ans.
     5   —   de 41 à 45 ans.
    14   —   de 46 à 50 ans (maximum de fréquence).
     2   —   de 51 à 55 ans.
     3   —   plus de 55 ans (56 et 57, Chavannaz).
10 fois l'âge n'est pas indiqué :

2° Cas de coexistence du fibrome du corps et du cancer du corps :

35 cas: 1 malade avait moins de 40 ans (39 ans, Martin),
     4 malades avaient de 40 à 45 ans.
     5   —   de 46 à 50 ans.
     8   —   de 51 à 55 ans.
     9   —   de 56 à 60 ans (maximum de fréquence).
     4   —   de 61 à 65 ans.
     2   —   plus de 65 ans (60 et 73, Maslowsky).

Race. — L'influence de la race est controversée.

Hérédité. — L'hérédité a tour à tour été admise et rejetée.

Dans l'observation de Nicaise (1881) la mère de la malade est morte de cancer du pylore; dans celle de Pozzi c'est une tante qui est morte de carcinome du sein : notons en passant que pendant longtemps on a cru à une relation entre le corps fibreux de l'utérus et le cancer du sein (Boivin, Chiari); Guyon a fait justice de cette opinion; dans l'observation de Martin (1897) la mère est morte de tumeur abdominale avec hydropisie; dans l'une des observations de Péan, le mari est mort d'un cancer du rectum, opéré huit mois auparavant; une autre de ses malades est morte de cancer de l'estomac un an après l'hystérectomie vaginale.

On a également invoqué l'hérédité comme cause prédisposante du fibrome utérin : Martin (1) cite dans une même famille une femme morte à 42 ans d'un fibrome utérin, opéré par Flaubert

----

(1) MARTIN. *Normandie médicale*, 1897, p. 456.

père, dont la fille mourut dans le service de Flaubert fils, à l'âge de 37 ans de métrorragies causées par un fibrome, dont 4 petites filles eurent des fibromes. De Ranse au congrès de médecine interne de Montpellier, a repris la question et donné de nouveaux exemples.

Malgré ces observations, nous ne croyons pas que l'hérédité joue un rôle bien considérable, peut-être y-a-t-il une prédisposition, un terrain favorable (diathèse néoplasique de Verneuil et Bazin).

Vie génitale. — Elle doit avoir une influence considérable, mais il est difficile de la préciser : l'apparition des règles est trop peu souvent notée ; cependant on croit généralement que l'apparition précoce des règles favorise l'apparition du cancer utérin ; la ménopause n'est notée que 13 fois dans le tableau II (opérations). Dans la plupart des cas (9 fois sur 13), il s'agit de cancer du corps, comme il fallait s'y attendre.

Les grossesses ont une influence à peu près certaine sur l'apparition de l'épithélioma utérin.

Punk, cité par Bourgeois, sur 925 femmes atteintes de cancer utérin, n'a constaté que 69 fois la stérilité.

Evidemment ce ne peut être la grossesse elle-même qui influe, mais ce sont les lésions qu'elle laisse après elle : déchirures du col par exemple, endométrite dans le cas de suites de couches physiologiques.

Si nous consultons nos observations nous trouvons nettement indiquée l'influence de la grossesse sur le cancer du col.

1° Coexistence du cancer du col et fibrome du corps.

42 cas : 19 fois il n'y a pas d'indications.
   restent 23 malades dont 3 n'ayant jamais été enceintes.
     8 ont eu 1 seule grossesse.
     5 ont eu 2 grossesses.
     4 ont eu 3 grossesses.
     1 a eu 4 grossesses ; 1 en a eu 6 et 1 en a eu 9.
     2 sont dites multipares.

2° Cas de coexistence du cancer du corps et fibrome du corps.

35 cas : 14 fois il n'y pas d'indications.

restent 21 malades dont 11 *nullipares*.

2 ont eu 1 seule grossesse.

2 ont eu 2 grossesses.

2 ont eu 3 grossesses.

2 ont eu 4 grossesses.

2 sont dites multipares.

Il s'ensuit que les nullipares sont beaucoup plus exposées au cancer du corps qu'à celui du col.

On a nié longtemps qu'une femme atteinte de cancer du corps puisse devenir enceinte. Bar ne constate qu'un seul cas rapporté par Neyronis (*Dic. sc. méd.*, § IV, p. 237). Par contre l'on sait que les fibromes n'empêchent nullement la grossesse, on a même prétendu qu'ils la favorisaient, ce qui nous semble au moins paradoxal. Jamais nous n'avons trouvé noté à la fois le fibrome, le cancer et la grossesse. Ainsi dans les 307 cas réunis par Lefour (1), cette coexistence n'est pas signalée, pas plus que dans les tableaux de Bar (2), continués depuis 1886 par le Dr Bossche (3).

Le rôle des rapports sexuels est contesté ; d'ailleurs il est difficile de savoir à quoi s'en tenir à ce sujet. Parent-Duchâtelet croit que les filles publiques sont moins sujettes au cancer de l'utérus.

Dans un cas de Lawers où il y a coexistence de fibrome et de cancer du corps, la malade est dite « virgo intacta ».

On a enfin invoqué comme cause du cancer de l'utérus l'évolution sénile.

Toutes ces causes en somme ne sont qu'adjuvantes, elles ne font que favoriser l'apparition du cancer sur un utérus fibromateux.

---

(1) Lefour. *Thèse agrégation.* Paris, 1880, Fibromes et grossesse.

(2) Bar. Du cancer pendant la grossesse et l'accouchement. *Thèse*, Paris, 1886.

(3) Bossche. Cancer ut. et gross. Conduite à tenir. *Thèse*, Paris, 1897.

CHAPITRE V

SYMPTOMES RÉVÉLATEURS DU CANCER COMPLIQUANT LE FIBROME UTÉRIN

Dans tous les cas, si l'on excepte les fibromes sous-péritonéaux, la femme qui se présente atteinte de cette double néoplasie a un passé génital.

Depuis longtemps déjà, on s'en rend compte très facilement à la lecture de la plupart de nos observations; depuis longtemps, disons-nous, la femme a des hémorragies, à type ménorragique ou métrorragique, plus ou moins abondantes, de la leucorrée, des écoulements de toute nature, des douleurs plus ou moins vagues, avec sensation de pesanteur, de tiraillement, de coliques, revêtant quelquefois la forme expultrice, elle a des troubles du côté de la miction, du côté de l'intestin, bref elle a les signes de la tumeur fibreuse de l'utérus, sans qu'il soit nécessaire que cette tumeur ait un volume considérable. Souvent, les petites tumeurs, en effet, donnent lieu à des phénomènes bien plus marqués. La femme a de plus quelques troubles digestifs, quelques troubles psychiques qui complètent ce que l'on a appelé le syndrome utérin. A ces phénomènes commencent à s'en ajouter d'autres qui vont trahir la redoutable complication que nous étudions.

Cet ensemble de signes attire naturellement l'attention vers les organes génitaux; dès lors, un examen méthodique permettra le plus souvent de faire un diagnostic complet.

I. — Étudions d'abord le cas le plus fréquent : il y a coexistence *de fibrome du corps et de cancer du col.*

Il y a une grosse tumeur dans l'abdomen, la femme le sait,

elle a vu son ventre grossir depuis longtemps. A la palpation, surtout combinée avec le toucher, cette tumeur présente les signes décrits partout du fibrome, mais en même temps le toucher a perçu quelque chose d'anormal. Le col est végétant, le vagin est envahi, ou bien il est ulcéré et l'ulcération en a détruit une grande partie, ou bien encore le col est dur, sans ulcération, dans ce dernier cas le diagnostic est plus délicat. En retirant le doigt, on ramène des débris du néoplasme, ou bien on perçoit l'odeur repoussante si spéciale de ce cancer; le diagnostic est facile.

En interrogeant avec plus de soin la malade, on apprend que les pertes ont changé de nature, qu'elle a maigri depuis quelque temps, en somme qu'elle présente les signes de l'épithélioma utérin.

Nous n'insistons pas, devant analyser plus tard ces phénomènes. Cependant, il n'est pas encore suffisant de savoir qu'un cancer du col est venu compliquer un fibrome, il importe de se rendre compte des limites du néoplasme malin.

Autre cas : le fibrome est sous-péritonéal assez volumineux et le cancer, comme dans le cas précédent, siège au col ; le diagnostic reste aussi facile. La tumeur sous-péritonéale abdominale pourra, dans certains cas, être confondue avec d'autres tumeurs abdominales sur lesquelles nous ne pouvons insister, mais, ce qui reste certain, c'est qu'il ne s'agit pas d'un simple fibrome.

Troisième cas : les symptômes du cancer existent encore au grand complet comme dans les deux premiers cas, les hémorragies sont devenues fréquentes. Elles sont roussâtres et odorantes, la douleur a augmenté, elle s'irradie aux lombes, aux cuisses; il y a des troubles digestifs, de l'émaciation, de la cachexie même, le toucher confirme la présomption qu'on avait d'un épithélioma du corps utérin déjà avancé, et on s'arrête à ce diagnostic, et cependant en interrogeant de plus près ce passé génital de la malade dont nous avons parlé au début, en explorant mieux, on trouverait un petit fibrome dans le cul-de-sac postérieur, ou bien dans l'inférieur, ou bien encore au fond de l'utérus, surtout grâce au toucher et au palper combinés, et peut-être serait-on amené à varier l'intervention opératoire, à la rendre plus facile et plus sûre en employant la voie abdominale au lieu de la vaginale à laquelle on songe uniquement.

Cependant, le diagnostic de l'épithélioma du col lui-même peut être difficile à porter, lorque le néoplasme est à ses débuts ou lorsqu'il revêt la forme nodulaire, le col est dur, ce fait attire l'attention, s'agit-il d'une ancienne métrite avec induration du col ; il n'existe, pour résoudre la question, aucun des signes importants du cancer : pas de douleurs, pas de pertes fétides, c'est ici qu'un toucher délicat pourra venir à bout de la difficulté. Il faudra distinguer cette nodosité cancereuse non ulcérée d'un myome du col et cela parce que la muqueuse glisse sur le myome, n'est pas infiltrée, et parce que le myome est plus limité, il glisse presque sur les tissus, la nodosité cancéreuse est fixe ; la fissure cancéreuse du col utérin repose sur une base indurée. Dans un cas de Lanelongue, de Bordeaux, dont l'observation nous est donnée par de Boucaud, à la lèvre antérieure du col, on trouvait une masse fongueuse, bourgeonnante, en chou-fleur, l'épithélioma classique, la lèvre postérieure était volumineuse, lisse, régulière. Après l'opération, on vit que dans cette portion du col ou mieux dans la portion supra-vaginale de la face postérieure du col existait un myome du volume d'une pomme. Ici encore, le diagnostic était possible, facile même, pourvu qu'on ne s'en tienne pas à la constation banale d'épithélioma du col.

En résumé, dans presque tous les cas de coexistence de fibrome du corps et du col avec épithélioma du col, le diagnostic est possible, on éprouve quelques difficultés dans les cas où l'épithélioma a largement envahi les culs-de-sacs vaginaux et le corps utérin lui-même, l'utérus est augmenté de volume, le toucher vaginal devient difficile, on peut croire que tout appartient au cancer et apercevrait-on une masse plus ou moins dure et limitée qui paraîtrait indépendante de l'utérus, on serait autorisé à croire qu'il s'agit d'un envahissement ganglionnaire.

II. *Cancer et fibrome du corps.* — Ici, le diagnostic est plus difficile. Comme dans le premier cas, la femme a un passé génital plus ancien encore, elle a été sujette à tous les inconvénients du fibrome (nous supposons le cas où il s'agit de fibrome interstitiel ou sous-muqueux), le médecin a peut-être constaté qu'il y avait une matrice grosse, une tumeur fibromateuse, il a attendu patiemment la ménopause ; la ménopause est survenue, la tumeur a regressé ; mais voici que de nouveau des pertes surviennent, il ne s'agit plus d'écoulements sanguins, subits, rouges, abondants, momentanés, le plus souvent au voisinage des règles : l'écoulement est presque continu, il est roussâtre, entremêlé quelquefois d'écoulement séreux, il a une odeur fétide ; des douleurs surviennent avec sensation de coliques, il y a perte d'appétit, amaigrissement. Au palper abdominal, nous l'avons dit, la matrice est grosse, au toucher le col utérin est intact : à ces signes on reconnaît presque sûrement un cancer du corps utérin venant compliquer un fibrome.

Nous allons d'abord analyser les symptômes subjectifs que nous venons d'énumérer rapidement ; nous parlerons ensuite des constatations que l'on peut faire par le palper et le toucher.

Nous avons signalé comme signe révélateur du cancer qui complique un ancien fibrome le symptôme douleur. Les douleurs font défaut lorsque le cancer est à ses débuts, quand elles existent, elles indiquent déjà un envahissement profond, des ulcérations, alors elles sont presque continues, s'irradient aux lombes, aux cuisses et jusqu'à l'extrémité des membres inférieurs, rendent la vie insupportable, les douleurs du fibrome interstitiel ou sous-muqueux non compliqué existent surtout au moment des pertes sanguines sous forme de coliques, donnent une sensation de pesanteur, mais après tout sont supportables, hormis le cas où une petite tumeur enclavée dans le cul-de-sac de Douglas va comprimer les nerfs sacrés. Les douleurs du cancer confirmé du corps de l'utérus sont excruciantes, continues, avons-nous dit, mais elles offrent cependant des paroxysmes sous forme de coliques violentes, que l'on a attribuées aux contractions utérines destinées à expulser le contenu de la matrice (Schrœder) ou à des névrites qui se propagent le long des nerfs de l'utérus. Les nerfs sont envahis par le néoplasme (Cornil, Broca).

Les écoulements liés à la présence du fibrome sont de nature différente : ils peuvent être séreux, séro-sanguinolents, séro-purulents ; ils sont, sauf les cas dont nous parlerons au diagnostic différentiel, sans odeur. Au contraire, les écoulements du cancer du corps sont d'une fétidité horrible, ils peuvent être séreux, mais ils sont surtout séro-sanguinolents, roussâtres, ichoreux, irritants. Ces caractères, et en particulier la fétidité trop facile à percevoir pour la femme, l'entourage et pour le médecin sont d'une importance capitale, et permettent à eux seuls de faire soupçonner le diagnostic de coexistence des deux néoplasmes utérins. Cependant, il ne faut pas attribuer une importance absolue à ce signe, d'une part il peut manquer et manque dans plusieurs observations de Pichot (1), dans plusieurs des nôtres, d'autre part il existe dans un grand nombre d'affections utérines qui ne sont pas le cancer et sur lesquelles nous aurons à revenir.

L'hémorragie a une toute autre importance, chaque fois qu'une hémorragie survient brusquement chez une femme qui était arrivée à la ménopause depuis quelque temps déjà, il faut penser au cancer du corps ; la plupart des gynécologues vont plus loin : ils affirment presque son existence sur ce seul signe. Les hémorragies peuvent se continuer pendant toute la maladie, mais elles sont surtout abondantes au début du cancer (22 fois dans la thèse de Pichot sur 30 où les métrorragies sont notées), elles sont constituées au début par du sang pur, en quantité considérable, plus tard au sang s'ajoutent du pus et des détritus cancéreux. Dans le cas de fibromes purs (interstitiel, sous-muqueux ou polype), il s'agit surtout de ménorragies ou de métrorragies. Les pertes sanguines sont fréquentes, abondantes, elles sont dues à la métrite glandulaire.

---

(1) PICHOT. Ét. clin. sur le cancer du corps et de la cavité de l'utérus. *Thèse,* Paris, 1876.

— 63 —

Dans les cas où fibrome et cancer du corps coexistent, le fibrome était devenu presque silencieux ; plus d'hémorragies, plus d'écoulements. La femme est rassurée, mais une nouvelle hémorragie apparaît, suivie d'autres abondantes, les autres signes du cancer s'installent, la douleur réapparaît.

On a quelquefois attribué à l'écoulement hydrorrhéique (1) une importance considérable comme symptôme précoce du cancer du corps, mais cette importance est exagérée, elle n'est pas justifiée.

Plus tard, l'état général, l'affaiblissement, l'amaigrissement, la teinte jaune-paille, en un mot la cachexie et quelquefois une complication commune à tous les cancers (phlébite), imposeront le diagnostic de néoplasme malin (nous en citerons plusieurs cas).

Après l'analyse soigneuse de ces signes, le médecin examine le ventre de sa malade : dans les cas de coexistence de fibrome et de cancer du corps, il trouvera généralement une grosse tumeur. Lorsque le cancer du corps se développe seul, l'utérus s'hypertrophie, il représente souvent une grossesse de 4 mois, par conséquent il est facilement senti par le palper, ici l'augmentation de volume est plus considérable encore. On peut quelquefois sentir indépendamment de l'utérus hypertrophié le myome lui-même, isolé et mobile, s'il s'agit d'un fibrome sous-péritonéal ou bien à travers un des culs-de-sacs vaginaux. Si les myomes sont petits, ils sont généralement multiples : on sent alors un utérus irrégulièrement bosselé, or l'on sait que le cancer du corps reste presque toujours localisé à la cavité utérine, il a peu de tendance à envahir le péritoine, il reste comme emprisonné. S'il n'existe qu'un seul petit myome, le diagnostic est encore possible, mais un toucher délicat est nécessaire pour ne pas commettre d'erreur avec une lésion ou tumeur annexielle.

Lorsque le chirurgien soupçonne qu'un utérus fibromateux

____

(1) Mlle M. V. Contrarida. De l'hydrorrhée et de sa valeur séméiologique dans le cancer du corps de l'utérus. *Thèse*, Paris, 1884, t. V, n° 241.

subit la dégénérescence cancéreuse de sa muqueuse corporéale, il a à sa disposition des moyens plus sûrs encore d'asseoir son diagnostic. L'*hystérométrie* est connue depuis longtemps : elle indique une augmentation de la longueur de la cavité utérine ; au cas de fibrome pur, c'est un signe précieux renseignant même sur la localisation de la tumeur par la déviation qu'a subie la matrice. Dans le cas de coexistence de fibrome et de cancer du corps, même faite avec tout le soin désirable, elle peut être dangereuse : les renseignements sont d'ailleurs les mêmes, que le fibrome et le cancer du corps coexistent ou que le cancer du corps existe seul, la cavité utérine est agrandie. Nous n'avons pas parlé d'hystérométrie dans le cas de coexistence de fibrome du corps et de cancer du col, on conçoit son importance d'après ce que nous venons de dire, cependant il peut être presque impossible quand l'épithélioma revêt la forme dite en chou-fleur.

Le *spéculum* est utile dans le cas précédent, il ne donne aucun renseignement dans le cas de coexistence de fibrome et de cancer du corps : le col est un peu gros, il est intact.

La *dilatation* utérine est un moyen que l'on emploie malheureusement trop peu fréquemment. Elle est cependant d'une utilité incontestable. Elle permet l'exploration digitale de la cavité utérine elle-même, elle permet de ramener par un curage explorateur des débris qui pourront être examinés au microscope. Elle est encore utile au point de vue du traitement palliatif, comme nous le verrons plus tard. Actuellement, nous croyons bon d'insister quelque peu sur la dilatation utérine faite dans le but de compléter un diagnostic.

Faite avec précaution, doucement, lentement, la dilatation utérine, dans le cas de cancer utérin, n'offre pas de danger, quoi qu'on en ait dit. Elle sera obtenue de préférence et le plus aseptiquement possible avec la tige de laminaire, d'autres auteurs ont employé l'éponge préparée, ou bien encore, si on veut la faire extemporanée et comme préliminaire d'un curage les bougies d'Hégar, les dilatateurs d'Ellinger, Sims ou Colin.

Une fois la dilatation acquise, on touche l'utérus, on arrive

facilement à sentir les végétations cancéreuses. Lauwers (1) a
prétendu même que l'ulcère cancéreux induré, friable, granuleux, donnait une sensation différente de celle de l'endométrite.
Jacobs rejette toute valeur à ce toucher. Nous croyons que la
vérité est entre ces deux opinions et que cette méthode peut
donner de bons résultats.

Après la dilatation et l'exploration digitale vient le *raclage*
de la muqueuse utérine, soit simplement explorateur, soit thérapeutique (palliatif ou préopératoire) : il est utile à tous ces
différents points de vue. Au point de vue du diagnostic, il permet de recueillir des débris épithéliaux qui seront examinés au
microscope. Dans d'autres cas, il suffira, pour affirmer qu'il
s'agit d'une endométrite simple accompagnant le fibrome et fera
peut-être conserver l'utérus ou employer une méthode différente de celle qu'on eût employée s'il se fût agi de cancer compliquant le fibrome.

Le curage explorateur est recommandé par Le Dentu et
Pichevin (2), par Bouilly. On le pratique au moyen d'une
petite curette, sans anesthésie, après dilatation avec la tige de
laminaire de manière à ne pas tomber sur un endroit où la muqueuse utérine serait restée saine.

Dans une thèse récente, Cogrel (3) a préconisé un moyen
déjà étudié il y a quelques années, qui peut être utile, mais qui
n'a pas encore fait ses preuves. Nous voulons parler de *l'hysté-
roscopie*.

Le *toucher rectal* rend de grands services, permet de dépister
un myome postérieur ou de se rendre compte du degré d'envahissement du cancer.

Le cancer de l'isthme se manifeste par des symptômes qui
ressemblent assez aux symptômes que nous venons d'étudier.

Kaminer indique comme signe important des crises périodiques avec douleurs croissantes et expulsives et pertes d'une

---

(1) Lauwers. *Bull. Soc. belge gyn. et obst.*, 1899-1900, p. 24.
(2) *Semaine gyn* , 1897, p. 57.
(2) Cogrel. *Thèse*, Paris, 1897.

masse glaireuse, fétide, abondante ; après l'accès, il y a soulagement.

Nous devons dire que ces crises périodiques ont également été signalées par Lohlein et Simpson comme étant un signe de cancer du corps.

La malade de Lohlein avait un accès survenant chaque jour avec une grande régularité, commençant vers 10 heures du matin, atteignant son acmé vers midi et le plus souvent cessant vers 4 heures. Il nous semble logique d'admettre toutefois que ce signe doit être plus accusé dans le cas de cancer de l'isthme. Dans notre observation de fibrome et cancer de l'isthme, les douleurs étaient si violentes que la malade voulut être opérée pour ainsi dire *in extremis,* mais il n'est pas spécifié de quel genre de douleurs il s'agissait.

Quand le cancer du corps évolue chez une femme jeune en coexistence avec un myome, le diagnostic devient beaucoup plus difficile, les signes des deux néoplasies se confondent. Notons cependant dans ce cas l'importance et la précocité des hémorragies (1).

---

(1) Consultez clinique de Bouilly. Du diagnoctic précoce du cancer de l'utérus. *Sem. médic.,* 1886, p. 474.

CHAPITRE VI

DIAGNOSTIC — MARCHE — PRONOSTIC
DU FIBROMYOME DE L'UTÉRUS COMPLIQUÉ DE CANCER

I. — Diagnostic

1° *Fibrome du corps et cancer du col.* — Le diagnostic est généralement facile pour peu que le fibrome ait un volume suffisant. On peut confondre l'épithélioma ulcéré du col utérin avec une ulcération simple (1) ; mais dans le cas de métrite ayant amené cette ulcération simple, l'écoulement est surtout visqueux et muco-purulent, tandis qu'il est surtout roussâtre et fétide dans le cas de cancer. L'ulcère cancéreux repose sur une base dure, est entouré de masses végétantes. Avant l'ulcération, l'aspect granuleux et brillant, la couleur jaunâtre, la sensation de dureté du cancer seraient autant de signes distinctifs, d'après Stratz. Dans les cas douteux, on pourrait enlever un fragment pour l'examen microscopique. Les papillomes, les polypes muqueux sont faciles à distinguer à la vue et au toucher.

La confusion la plus commune a été faite avec un polype du corps étranglé par le col utérin, sphacélé en partie : on a presque la même sensation, il y a fétidité, l'utérus est gros, on croit volontiers à la coexistence d'un fibrome et d'un cancer du col.

---

(1) L'attention a été attirée dans ces derniers temps sur l'ulcération tuberculeuse, mais les notions que nous possédons à ce sujet sont encore trop incomplètes.

Lisfranc (1) cite une erreur de ce genre, de même Péan. Cependant, une exploration attentive permettra de glisser soit le doigt, soit un hystéromètre entre le polype et le col et d'affirmer que celui-ci est sain.

Les débris placentaires venant faire saillie à travers le col, chose assez curieuse, ont été pris pour un cancer de cet organe, il en existe même un cas récent dans les *Bulletins de la Société anatomique.*

Enfin, dans le cas du cancer du col, il ne faut pas prendre pour fibrome une grossesse commençante. Il faut toujours dans un examen gynécologique penser à la grossesse au moins pour l'éliminer. Dans le cas présent, les écoulements sanguins et autres éloignent l'idée de grossesse, et l'augmentation du volume du ventre peut encore être mise sur le compte de l'envahissement du corps utérin, par le néoplasme utérin, la plus grande attention est nécessaire.

2° *Fibrome et cancer du corps.* — Dans beaucoup d'observations, on a fait le diagnostic de fibrome, et ce n'est qu'après l'ablation ou au cours de l'intervention que l'on s'est aperçu qu'il y avait en même temps cancer. Cependant, en analysant de plus près les symptômes, en s'aidant de la dilatation et du curage explorateur, on arrivera au diagnostic.

« En résumé, nous dirons quand, en même temps qu'il existe un fibro-myome utérin, il se fait un écoulement séreux, muqueux ou louche, ou qu'il se produit des hémorragies violentes et des accès douloureux intolérables, comme expulsifs surtout si ces accidents se manifestent à la ménopause vers la cinquantaine, ils doivent faire soupçonner la coexistence d'une dégénérescence maligne de la muqueuse utérine » (2).

Sans doute, cliniquement il est quelquefois difficile de distinguer une simple endométrite, surtout s'il s'agit d'une forme gangréneuse survenant après la ménopause, survenant dans un

---

(1) *Ac. de méd.*, 1835, p. 521.
(2) EHRENDORFER. *Loc. cit.*

utérus fibromyomateux : notre maître, le Pr Duret, a cité le cas d'une femme de 55 ans où, après examen minutieux et après curetlage, il lui était impossible de se prononcer. On trouvera dans la thèse inaugurale du Dr Van Pet Eghem un étude complète de ces endométrites tardives si curieuses, souvent premier stade d'une dégénérescence maligne.

Dans ce cas, de même que dans le cas de sarcome de l'utérus, c'est, nous l'avons dit, à l'examen histologique qu'il faut recourir. Le chirurgien doit toutefois se pénétrer de cette réflexion de Cornil (1) : « Si le diagnostic histologique est facile, quand on dispose d'un utérus entier, il est autrement difficile quand on doit se contenter de petits fragments de muqueuse ».

Nous avons supposé le diagnostic de fibrome comme étant fait, il est évident que là aussi on est exposé à une multitude d'erreurs.

En premier lieu, le cancer du corps isolé peut en imposer pour un cancer compliquant un fibrome. Le volume très considérable de l'utérus, dans beaucoup de cas, permet facilement cette confusion. Nous avons assisté tout dernièrement un de nos maîtres, le Pr Delassus, dans une intervention abdominale faite pour un cancer du corps utérin. Un autre chirurgien croyait qu'il y avait en même temps et peut-être même uniquement fibrome.

Les fibromes, nous l'avons vu au début de notre étude, peuvent subir un grand nombre de dégénérescences (2) particulièrement vers l'âge de la ménopause ou après son établissement : des symptômes locaux et généraux s'ajoutent à ceux que le chirurgien avait constatés préalablement, la malade maigrit, se cachectise, on qeut croire à une dégénérescence maligne de la muqueuse ; il n'en est rien, c'est le fibrome lui-même qui dégénère. Généralement, dans ces cas, l'accroissement rapide du

---

(1) Cornil et Brault. Notes sur les lésions de l'endométrite chronique. *Bull. Soc. an.* Paris, janv. 1888, p. 57 et sq. Cité dans le Traité gynécol. de Pozzi, p. 469.
(2) Consulter à ce sujet les thèses de Le Bec, Costes, Hyenne, Druon, déjà signalées.

volume de la tumeur, quelquefois l'apparition d'ascite permettront de rapporter au fibrome lui-même les phénomènes nouvellement observés.

Les tumeurs para-utérines, les tumeurs solides des ovaires et des trompes, les fibromes du ligament large peuvent faire croire à un fibrome utérin, les tumeurs liquides elles-mêmes en imposent souvent pour des fibromes, enfin dans certains cas complexes : tumeurs des annexes, fibromes et cancers du corps de l'utérus, collections liquides utérines et périutérines se trouvent réunis, le diagnostic complet devient presque impossible. Nous avons parlé de ces cas au début de notre travail, nous n'y reviendrons pas.

Il ne suffit pas encore de diagnostiquer la coexistence d'un fibrome avec un cancer soit du col soit du corps, il faut encore se rendre compte du degré d'envahissement de la tumeur maligne pour employer une thérapeutique raisonnée.

II. — MARCHE

On a dit que le cancer coexistant avec le fibrome avait une marche rapide. Cela est probable, mais difficile à prouver, car il faudrait voir les femmes au début de leur cancer ou dépister ce début par l'interrogatoire.

Or, étant donné le passé génital des malades atteintes de fibrome et cancer de l'utérus, l'apparition de la complication est difficile à préciser.

Ce n'est que par analogie que nous devons conclure à la marche plus rapide d'un cancer qui évolue sur une matrice fibromateuse. Quand une femme atteinte de fibrome ou de cancer de l'utérus devient enceinte, l'évolution de la néoplasie devient plus rapide du fait même de l'évolution physiologique de l'utérus, il en est probablement de même dans le cas qui nous occupe.

Dans beaucoup d'observations, quand la femme est venue consulter, l'envahissement par le cancer était déjà considérale, rarement on a eu l'occasion de voir le cancer à ses débuts.

Jacobs cite l'observation suivante : il s'agit d'une femme de 71 ans, atteinte depuis des années d'un volumineux fibrome sous-muqueux utérin. Sa santé était restée très florissante. En mars 1893, elle a des métrorragies violentes ; à la fin d'avril, elle expulse spontanément son polype. Le lendemain, on pratique un curettage, la matrice et le col sont parfaitement intacts. Trois semaines après, la malade présente des vomissements incoercibles, un météorisme énorme. Par le toucher vaginal, on sent que tout le bassin est envahi par une tumeur adhérente, douloureuse, immédiatement on tente une cœliotomie exploratrice, mais en vain. La malade succombe. Tous les organes pelviens étaient envahis par le cancer.

Donc dans ce cas, fait rare chez une vieille femme, un cancer aigu, une carcinose a évolué après un fibrome.

III. — PRONOSTIC

Il est grave, en raison de la complication elle-même, qui, laissée à elle-même, entraîne fatalement la mort dans des conditions misérables et à bref délai ; il est grave parce que le cancer atteint une femme souvent déjà épuisée par de nombreuses hémorragies utérines ; il est grave plus encore dans le cas de cancer du col, car la survie est moins longue que s'il s'agit d'un cancer du corps compliquant le myome.

L'opération est plus laborieuse, plus difficile. L'hémostase (Obs. du Pr Terrier, Obs. du Pr Guermonprez) est particulièrement pénible. La récidive est à craindre : cependant la malade d'Ehrondorfer était bien portante 1 an 1/2 après l'intervention ; une des opérées de M. le Pr Duret était bien portante quand elle vint nous voir au mois de juillet dernier, 9 mois après l'opération.

Avec des opérations plus précoces et plus complètes, le pronostic tendra sans cesse vers l'amélioration, sinon la guérison définitive.

CHAPITRE VII

TRAITEMENT DU FIBROME UTÉRIN COMPLIQUÉ DE CANCER

Des interventions variées ont été faites en vue d'extirper l'u-
térus simultanément myomatenx et cancéreux. Nous allons
d'abord les énumérer en donnant les résultats opératoires ;
nous discuterons ensuite la valeur des différentes méthodes.

1° L'hystérectomie vaginale a été faite 29 fois.

15 fois pour fibrome du corps et cancer du col. . . . . { 14 guérisons. / 1 mort.

12 fois pour fibrome du corps et cancer du corps. . . . { 7 guérisons. / 1 mort. / 4 résultats non indiqués.

1 fois pour fibrome et cancer du col. . . . . | 1 guérison.

1 fois pour fibrome et cancer sans indications suffisantes. | 1 guérison.

2° L'hystérectomie abdominale a été faite 16 fois.

8 fois pour fibrome du corps et cancer du col. . . . { 4 guérisons. / 4 morts.

7 fois pour fibrome et cancer du corps. . . . . . . { 3 guérisons. / 3 morts. / 1 cas non indi- qué.

1 fois pour fibrome du corps et cancer de l'isthme.. . | 1 mort.

3° L'hystérectomie abdominale particlle (supra-vaginale) a
été faite

8 fois pour fibrome et cancer du corps. . . . . . .
{ 4 guérisons.
2 morts.
2 résultats non indiqués.

4° L'hystérectomie vagino-abdominale en une seule séance
a été faite 4 fois dont trois pour fibrone du corps et cancer du
col avec 3 guérisons et 1 cas pour lequel les détails anatomiques
nous manquent, suivi de mort.

5° L'hystérectomie abdomino-vaginale en deux séances a été
faite 2 fois avec 2 guérisons.

6° L'hystérectomie vagino-abdominale a été faite systémati-
quement 2 fois avec 2 guérisons.

1. *Hystérectomie vaginale.* — Les opérations pour fibromes
compliqués de cancer, faites par cette voie, sont très nombreuses
et peu graves puisque nous ne notons que 2 morts sur 22 et
même 23, encore la malade de Doléris est-elle morte d'appendicite. Cependant l'hystérectomie vaginale est souvent difficile
dans le cas qui nous occupe. 1) Pozzi n'arrive que très laborieu-
sement à amener l'utérus en rétroflexion, le fibrome qui occupe
le fond de l'utérus gêne la manœuvre ; l'opération dure 1
heure 3/4. 2) Ehrendorfer ne peut arriver à l'abaissement de
l'utérus malgré des tractions énergiques et l'énucléation de
quelques fibromes, il est obligé d'introduire un doigt dans le
rectum et de combiner la pression rectale avec la traction. Il
ne peut atteindre les ovaires.

3) Citadini qualifie lui-même son hystérectomie d'atypique,
il ne peut exercer de tractions sur le col qui se déchire, et se voit
obligé de morceler l'utérus à grand'peine, les anses intestinales
font hernie à travers la brèche vaginale à la fin de l'intervention.

4) Lauwers déclare que son opération a été difficile à cause
du volume de l'utérus et de la friabilité des parois du segment
supérieur du col.

5) J. de Vos fait également part de nombreuses difficultés.

6) Péan lui-même, rompu à toutes les difficultés de l'hysté-

rectomie vaginale, se trouve quelquefois, malgré le morcellement, aux prises avec de grandes difficultés.

7) Doléris se voit dans l'impossibilité d'extraire l'utérus en
bloc, l'abaissement de l'utérus, l'hémisection est difficile ; le
morcellement est nécessaire en raison de nodules fibromateux.
Il regrette d'autant plus d'avoir employé la voie vaginale que
son opérée meurt d'appendicite au septième jour. S'il avait enlevé
l'utérus par la voie abdominale, nul doute qu'il n'eût enlevé ce
segment intestinal, son attention étant appelée depuis longtemps sur les complications appendiculaires des affections géni-
tales.

8) Langer fait des déchirures multiples au vagin en abaissant
l'utérus.

9) Notre maître, le Pr Duret, dans le seul cas qu'il opère par
la voie vaginale et malgré l'habitude qu'il a de cette voie, a
beaucoup de peine à abaisser l'utérus à cause du fibrome qui
occupe le fond de l'utérus.

10) Dans le cas de Lanelongue, l'hémisection doit être faite,
le fibrone s'énuclée spontanément et alors l'opération peut être
continuée. Nous pourrions multiplier ces exemples. Il est vrai
que toutes ces difficultés, le chirurgien les rencontre lorsqu'il
veut enlever un simple fibrome utérin par la voie vaginale, ce
qui n'empêche pas des opérateurs comme Péan, Richelot,
Bouilly et Segond, d'en avoir enlevé de très gros par cette méthode
avec succès ; il suffit pour s'en convaincre de lire les statistiques
publiées par Longuet (1). Il est exact d'ajouter que faite par de
bons opérateurs, l'hystérectomie vaginale est une opération
bénigne. Or, cette bénignité, nos tableaux prouvent qu'elle l'a
conservée dans le cas de fibrome compliquée de cancer.

Cependant, dans ces cas, le morcellement a tout intérêt à
être évité pour ne pas inoculer le voisinage, et l'opération doit

---

(1) Longuet. *Gaz. des hôp*, 1899, p. 372. — Lire aussi les différents procédés
d'hystérectomie vaginale, du même auteur, dans le *Progrès médical*, 1899, n° 3, 6
et 10.

être la plus large possible, il s'ensuit que l'hystérectomie vaginale n'est pas l'opération de choix pour le cas qui nous occupe.

2. *Hystérectomie abdominale totale*. — Aussi a-t-on été amené assez souvent, surtout quand il s'agissait de cancer du corps, à employer la voie abdominale.

Malheureusement la mortalité est ici très considérable : sur 15 opérations, nous trouvons 8 morts et seulement 7 guérisons ; il est vrai qu'un certain nombre d'opérations sont déjà anciennes et que aujourd'hui les statistiques abdominales s'améliorent de plus en plus. « La vulgarisation de la position élevée du bassin, l'emploi méthodique de compresses stérilisées limitant le champ opératoire, la substitution de la ligature isolée des vaisseaux aux grosses ligatures en masse faites autrefois, la suppression de la surface cruentée intra-abdominale par suture exacte des feuillets péritonéaux, séreux, ont, dans ces dernières années, amélioré d'une manière telle le pronostic des opérations abdominales que le nombre des partisans de la voie vaginale dans le traitement des néoplasmes utérins diminue et qu'en particulier pour le traitement du cancer, beaucoup de chirurgiens sont revenus à la voie abdominale qui avait été conseillé par Freund (1). »

On a dit depuis longtemps que l'hystérectomie vaginale pour cancer utérin donnait au point de vue de la récidive des résultats déplorables, c'est une opération *décevante* (Bouilly), il y a donc tout intérêt à essayer la voie abdominale ; il est trop tôt encore pour se prononcer à ce sujet sur l'hystérectomie abdominale, c'est une question qui sera à juger plus tard. Il sera bon, nous croyons, de bien indiquer si l'hystérectomie abdominale est faite pour cancer du corps ou pour cancer du col, la récidive étant moins rapide dans le premier cas d'une façon générale.

On s'accorde à attribuer à Freund le mérite d'avoir fait en 1878 la première hystérectomie abdominale ; d'autres (Velpeau)

---

(1) HARTMANN. Quelques considérations à propos de trois cas d'hystérectomie abdominale totale pour cancer de l'utérus. *Ann. de gynécol.*, 1899.

l'ont attribuée à Langenbeck. Quoi qu'il en soit, la mortalité de Freund était énorme, il modifia son procédé par une libération du col du côté du vagin comme le faisait Delpech en 1830 et Rydgier en 1880.

Aujourd'hui, on en revient à l'hystérectomie abdominale totale primitive de Freund même pour le cancer du col utérin. On espère faire par cette voie une opération plus complète en enlevant les ligaments larges, le tissu paramétritique, les ganglions. Depuis un certain temps, en effet, on a attiré l'attention sur l'adénopathie qui accompagne le cancer utérin. Peiser, en Allemagne, estime que dans la moitié des cas, les ganglions sont pris, Riers et Jacobs (1) croient qu'ils le sont dans presque tous les cas, même quand ils paraissent sains, et que l'utérus est très mobile : il faut rechercher les ganglions iliaques externes, les ganglions hypogastriques, les ganglions sacrés, dont l'étude est actuellement parfaitement faite. Il est avantageux, pour éviter la récidive, que le cancer du col soit encore localisé à une lèvre, ou du moins que les culs-de sac vaginaux soient entièrement souples, que l'utérus soit mobile, que la base des ligaments larges ne soit pas infiltrée. Donc l'opération sera la *plus précoce possible.*

Elle est plus longue (1 h. 1/2 et même 2 heures) que l'hystérectomie vaginale, mais cet inconvénient est compensé par une exérèse plus large ; elle est plus difficile, mais on en triomphera par la pratique que donne l'habileté technique requise.

Divers procédés ont été indiqués pour pratiquer l'hystérectomie abdominale dans le cas de cancer du col, par conséquent applicable aux cas qui nous occupent. Picqué a exposé à la Société de chirurgie de Paris, le 28 décembre 1898, les procédés de Riers et de Peiser, on les trouvera reproduits dans la thèse récente de Pasquier (2), les techniques de Pawlick et Kelly re-

---

(1) Jacobs. *Bull. de Soc. belge obst. et gyn.*, 1898-1899, p. 166 et *Presse médicale belge.*

(2) Pasquier. De l'hystérectomie abdomin. tot. dans le cancer de l'utérus. *Thèse,* Paris, 1899, n° 395.

produïts dans la *Semaine gynécologique* (1) diffèrent peu des précédents. Des précautions minutieuses sont prises pour désinfecter le vagin, pour empêcher qu'aucun liquide ne tombe dans le péritoine. La dissection des uretères, la ligature des vaisseaux (2), l'ablation des ligaments larges, du tissu cellulaire pelvien, des ganglions, sont très longuement décrits. Nous ne pouvons entrer dans le détail de cette magnifique opération qui ne tardera pas à devenir classique. L'hystérectomie abdominale totale pour cancer du corps ou du col a été déjà largement employée en Amérique par les auteurs que nous avons cités auxquels il faut joindre Pryor, en Allemagne par Gusserow, Sneifel, Rustrier, etc., en Belgique par Jacobs, Citadini, Rouffart, à Bucharest par Jonnesco, en France par Quénu, Michaux, Reynier, Terrier, Picqué, Pozzi, Pichevin, Montprofit d'Angers. Les résultats immédiats donnés par Jacobs sont encourageants, on les trouvera dans le rapport de Picqué et dans la thèse de Pasquier.

3. — L'*hyptérectomie abdominale* sus-vaginale dans le cas de cancer du corps, compliquant un fibrome, a surtout été faite par erreur de diagnostic (Jacobs : 2 cas) ou pour une raison qui n'est pas indiquée (Wahrendorff : 2 cas ; Ehrendorfer : 2 cas ; Lauwers : 1 cas). Le Pr Pollosson surpris par cette complication du fibrome se disposait à enlever le moignon cervical par le vagin, mais l'état de la malade lui sembla trop précaire. Evidemment, dans ce cas de fibrome utérin compliqué de cancer, l'hytérectomie supra-vaginale est mauvaise : la péritonite est très à craindre, la récidive certaine.

4. — L'*hystérectomie abdomino-vaginale* a été faite trois fois (Bouilly, Léoute, Lauwers) avec 3 guérisons. On enlève l'utérus

-----

(1) *Sem. gyn.*, 1899, p. 145. Trait. du cancer de l'utérus. Trad. de St-Bonnet, ext. de *Operat. Gynecology*. New-York, 1898.

(2) Terrier recommande de se préoccuper beaucoup de l'hémostase, car les femmes sont exposées à des hémorragies tardives, probablement veineuses, et dues à des vaisseaux à parois infiltrées de productions épithéliales. (Voir à ce sujet son observation). Guermonprez insiste également sur la difficulté qu'il eut à assurer l'hémostase (observation).

fibromateux par le ventre et le col cancéreux par le vagin en une seule opération. C'est une opération brillante, mais compliquée. Dans un cas où les détails nous manquent, Edebholds perdit sa malade 14 heures après l'intervention.

5. — Deux fois encore Lauwers a fait la même opération, mais il a enlevé le col utérin dans une seconde séance, à quinze jours d'intervalle, il a eu deux succès, malgré cela il n'a pas trouvé d'imitateurs.

6. — L'*hystérectomie vagino-abdominale* a été également employée, soit de parti pris (Samschin), soit par force : le chirurgien se trouvant dans l'impossibilité d'enlever l'utérus par la voie vaginale, comme il l'avait espéré d'abord (Lanelongue, Demons). Nous avons d'ailleurs rangé ces derniers cas avec ceux dans lesquels la voie haute a été employée d'emblée.

7. — Tous les procédés opératoires que nous venons d'étudier peuvent se résumer à deux : l'hystérectomie vaginale et l'hystérectomie abdominale.

Le nombre des cas où la voie vaginale peut être employée se restreint de plus en plus. Nous avons vu les nombreuses difficultés qui attendent le chirurgien, voulant enlever par la voie basse un utérus à la fois fibromateux et cancéreux. Cependant, nous ne croyons pas qu'elle mérite le nom d'opération palliative (Jacobs), elle peut être réservée aux cas où un cancer du col utérin au début complique de petits myomes.

Dans toutes les autres circonstances, gros fibromes, cancer du corps, cancer du col plus avancé, l'hystérectomie abdominale est de mise. L'étroitesse du vagin, la dégénérescence sénile qui amène une atrophie de ce conduit, la friabilité du col utérin qui cède à la moindre traction (cas de Pozzi (1), de Montprofit) (2) doivent encore engager à opérer par la voie haute.

8. — Dans certains cas, l'opération radicale étant impossible, on se contentera d'un traitement palliatif. Il consistera à soula-

---

(1) Pozzi. *Sem. gyn.*, 1899, p. 137.
(2) Montprofit. Cong. fr. de chir., 1897 et *Thèse Pasquier*, *loc. cilat.*

ger les douleurs des malheureuses atteintes de cancer. Le rôle du chirurgien est encore considérable : nous ne parlons pas des ligatures atrophiantes de l'utérine, de l'utéro-ovarienne et de l'artère du ligament rond conseillées dans ces cas par Tuffier ; mais l'abrasion des végétations du col ou du corps, la dilatation du col utérin qui permet de faire de l'antisepsie et assure l'écoulement des sécrétions utérines, les cautérisations du col et du corps donnent une survie appréciable et calment beaucoup les douleurs intolérables des malades.

OBSERVATIONS

I. — FIBROMES DU CORPS ET CANCER DU COL DE L'UTÉRUS

Obs. XXIV. — Péan (1886). — *Epithélioma et corps fibreux multiples. — Hystérectomie vaginale. — Guérison* (1).

H..., âgée de 55 ans ; mère morte de syphilis ? Petite, maigre, très épuisée par pertes sanguines et leucorrhée fétide datant de 2 ans. Réglée à 14 ans, mariée à 25 : un enfant ; a consulté il y a quelques semaines le Dr Daujan qui a constaté avec beaucoup de précision des tumeurs multiples du corps de l'utérus et un épithélioma du col ; le col est complètement détruit.

Opération. — *Hystérectomie vaginale* le 2 décembre 1886. Décubitus de la malade latéral d'abord puis dorsal. Chloroforme. Vulve rasée, vagin lavé, rétracté. Impossible de trouver un point d'appui avec les pinces de Museux, tant il est détruit, ramolli ; culs-de-sac vaginaux, indurés, disséqués circulairement, de même que le col, de façon à ne laisser passer aucune portion suspecte. Ceci fait, trois rétracteurs coudés placés dans le vagin, en avant, en arrière et latéralement, maintenus par des aides, me permettent de bien voir les lèvres saisies de la plaie vaginale, de les fixer, avec des pinces longues, droites, et de compléter la dissecction du col jusqu'au péritoine, avec les doigts et l'extrémité des petits rétracteurs. J'ouvre alors la séreuse en avant et en arrière ; je pince les ligaments larges avec de fortes pinces à mors longs et courbes, après avoir pris soin de repousser une anse d'intestin grêle qui faisait une saillie de 6 centimètres. Puis je détache les bords latéraux du col et du corps de l'utérus ; je fais basculer le fond, successivement en avant et en arrière, et, je constate que toutes

____

(1) *Cliniques chir. de l'hôpital Saint-Louis*, t. VI, 1889, obs. 915, p. 1379, et Secheyron. Obs. CLXXXVI, p. 715, 1887.

les parties constituantes de cet organe sont réellement ramollies qu'il se laisse écraser par les pinces à mors larges et plats, dont je me sers pour l'attirer au-dehors. Je l'attire avec les doigts, et je constate que le ramollissement est dû à l'envahissement des fibromes multiples, par du tissu épithélial. Le mouvement de bascule imprimé au fond de l'organe montre le bord supérieur des ligaments larges, qui est pincé séparément. Ce bord est relié à l'intestin grêle par une adhérence large, résistante, suffisante pour expliquer la procidence de l'anse intestinale dans le vagin. Il est facile de reconnaître que si je n'avais pas conduit l'opération avec méthode, l'anse aurait été pincée et excisée. Après l'avoir détachée avec l'index et réduite, je lave le vagin au sublimé. — Éponges iodoformées. — Six pinces sont laissées sur les ligaments larges; aucun sur le vagin. Durée: 25 minutes. Suites favorables. La malade se lève au 8e jour et retourne chez elle le 16e. Santé florissante pendant 3 mois, puis cystalgie donnant des inquiétudes sérieuses, bien qu'il n'y ait rien de suspect au toucher vaginal et au spéculum.

OBS. XXV. — PÉAN (1887). — *Hystérectomie vaginale pour ablation d'utérus cancéreux avec fibromes. — Guérison* (1).

Femme de 46 ans. — Réglée à 15 ans, mariée à 21, 2 enfants. — Mari opéré d'un cancer du rectum il y a 8 mois. A cette époque, souffrances morales, qui ont favorisé la manifestation du cancer en troublant la nutrition. Le toucher vaginal combiné avec le palper hypogastrique, montre les culs-de-sac vaginaux envahis, le col détruit, et le corps bosselé: triplé de volume.

Opération. — *Hystérectomie vaginale* le 18 janvier 1887. — Chloroforme. Vulve rasée; vagin rétracté. Dissection circulaire du col et du vagin en dehors des tissus malades; dissection rendue difficile par le volume énorme et la friabilité de l'organe. L'ouverture du péritoine en arrière et en avant montre le corps de l'utérus énorme, bosselé, farci de fibromes. Pincement de la base des ligaments larges. Détachement des bords latéraux, et attraction, par bascule, du fond de l'utérus en arrière. Pincement de la partie supérieure des ligaments. Difficulté d'extraire le corps, à cause de son volume; nécessité pour y parvenir, de se servir de crochets à dents larges qui prennent leur point d'appui dans les fibromes. État hémophilique des tissus nécessitant l'emploi de 20 pinces laissées à demeure. Pansement avec éponges iodoformées. — Durée: 15 minutes. La malade se lève le 8e jour, retourne

______

(1) *Clin. chir. de Saint-Louis*, 1890, t. VII, obs. 1081, p. 1231; — SECHEYRON, 1887, obs. XXXVII, p. 753.

en province le 18e. Nous avons appris que peu de temps après elle avait eu une fistulette recto-vaginale, qui avait guéri spontanément en quelques semaines. La pièce montre que le col et la partie inférieure du corps sont détruits. Le fond n'est pas envahi par le cancer, mais son tissu est grisâtre, un peu ramolli ; sa couche musculaire est formée de petits fibromes sous-muqueux, interstitiels et sous-péritonéaux. La muqueuse est hypertrophiée, vasculaire, molle, friable, peu saignante ; elle compte de petits polypes muqueux. Il est facile de reconnaître à la vue et au microscope que ces productions ne sont pas cancéreuses.

Obs. XXVI. — Péan (1888). — *Epithélïoma pavimenteux de la totalité du col et fibromes du corps. — Hystérectomie vaginale. — Guérison* (1).

Femme de 50 ans, métrorragies depuis 6 mois. Fibromes du corps reconnus en 1885.

Opération. — *Hystérectomie vaginale* faite le 18 avril 1885.

Ces fibromes nécessitent le morcellement de l'utérus. Extraction de trois myomes, du volume d'une pomme d'api. 6 pinces à mors longs et 15 ordinaires sont laissées à demeure.

Durée 1 heure et demie.

Suites éloignées. — La malade est revue en septembre 1888 et n'a pas de récidive.

Obs. XXVII. — Wahrendorff (1887). — *Fibromyomes multiples du corps. — Cancer du col. — Hystérectomie abdominale totale. — Mort* (2).

E. B..., 46 ans, réglée régulièrement, n'a jamais eu d'enfant. Hémorragies profuses depuis cinq semaines. L'examen de la femme très anémiée permet de conclure à un cancer du col et à un fibromyome utérin.

Hystérectomie abdominale totale. — La malade succombe au 3e jour de péritonite septique.

Examen des pièces. — L'utérus a le volume des deux poings; des deux côtés, à droite et à gauche, existent deux myomes interstitiels de la grosseur d'une pomme. En outre, on trouve d'autres productions analogues dont la grosseur varie de celle d'un grain de raisin à celle d'une petite noix, disséminées dans tout l'organe en partie siégeant sous la muqueuse, en partie interstitiels.

---

(1) Péan. *Clin. chir. de Saint-Louis*, t. VIII, 1892.
(2) *Inaug. diss. Berlin. Wahrendorff.* Berlin, 1887 ; — *Thèse Bourgeois, Thèse de Boucaud.*

La consistance des fibromyomes est un peu molle et leur colloration à la coupe est rougeâtre.

La paroi utérine, dans les parties libres de la tumeur, possède une épaisseur d'environ 1 centimètre. L'endomètre au niveau de l'isthme est en dégénérescence cancéreuse. Le col est gros, allongé de 5 centimètres, bourgeonnant.

La longueur de la cavité utérine est de 10 centimètres.

Les préparations microscopiques faites avec des fragments du col et les parties de l'endomètre altéré ont permis de reconnaître des nids de cellules de cancer en grande quantité. Le parenchyme utérin sous-jacent à la lésion de l'endomètre présentait de la dégénérescence cancéreuse, mais sur une faible étendue.

Les fibro-myomes et leur capsule d'enveloppe ne présentaient aucune trace d'infiltration carcinomateuse.

Le muscle utérin était parfaitement normal.

OBS. XXVIII. — WAHRENDORFF (1887). — *Myomes utérins multiples du corps. — Cancer du col. — Hystérectomie abdominale totale. — Mort* (1).

L..., 40 ans, menstrues régulières, pas de grossesse antérieure. Depuis les 25 années qui suivent son mariage, les menstrues se montrent plus fortes ; elles deviennent très profuses dans l'été 1885. Vers cette époque apparaît un écoulement irrégulier, sanguinolent, très fétide, s'accompagnant d'un besoin fréquent d'uriner et d'une forte constipation.

L'anémie de la malade ne s'était pas accompagnée d'un amaigrissement notable. Le diagnostic de tumeur de l'ovaire, de myome utérin et carcinome du col fut porté.

Opération. — On enlève d'abord un polype intrautérin ulcéré aux ciseaux ; puis on désinfecte l'utérus par des lavages antiseptiques ; 8 jours après on fait l'*hystérectomie abdominale totale.*

Examen des pièces. — L'utérus a la grosseur du poing ; il existe des myomes utérins de diverses grandeurs sous-péritonéaux et interstitiels. Le col enlevé en totalité est gros, déchiqueté, irrégulier, la cavité cervicale est élargie et présente des bourgeons cancéreux. Dans la cavité même de l'utérus, on trouve à gauche au voisinage de l'isthme un noyau métastatique de la grosseur d'un haricot de consistance mollasse et qui fait nettement saillie au-dessus du niveau de la muqueuse.

---

(1) *Inaug. diss. Berlin. Wahrendorff*, 1887 ; — *Thèse Bourgeois, Thèse de Boucaud.*

Du fond de l'utérus se détache un pédicule long d'environ 1 centimètre, dont l'extrémité est frangée et qui n'est autre que le pédicule du polype sectionné tout d'abord.

A l'examen macroscopique du myome pédiculé extirpé, les altérations de sa surface paraissent uniquement être de nature gangréneuse, l'examen microscopique n'a pu être fait.

Dans le col la dégénérescence est très nette. On y voit un grand nombre de cellules épithéliales (*Platten epithelien*), les unes conoïdes, les autres ovales.

Ces lésions existent sur l'utérus jusqu'à la portion de muqueuse saillante et molle inclusivement.

Une coupe pratiquée à travers le pédicule mentionné plus haut, à travers la musculature utérine, montre que ce pédicule est constitué uniquement de tissu musculaire et de fibres de tissu conjonctif avec un revêtement intact non atteint de dégénérescence carcinomateuse. Tous les autres myomes, autant que leur examen a pu le prouver, étaient libres de toute dégénérescence maligne.

Obs. XXIX. — Samschin (1887). — *Fibrome volumineux du corps ; carcinome du col ; hystérectomie vagino-abdominale. — Guérison* (1).

Femme P..., 40 ans. Réglée à 20 ans ; deux accouchements normaux. Dernière grossesse à 21 ans.

Les règles durent 3 jours et reviennent toutes les 3 ou 4 semaines.

Le 2 septembre 1887, elle se présente à la clinique du Pr Lebedeff pour ménorragies abondantes et faiblesse générale.

Examen. — L'utérus est très augmenté de volume il remonte à 10 centimètres au-dessus du pubis. Au toucher le col est gros, plus particulièrement au niveau de sa lèvre antérieure recouverte de bourgeons charnus, friables, qui saignent au moindre contact et qui s'avancent jusqu'au museau de tanche. Le pourtour de l'ulcération a une consistance très dure. On retrouve dans le cul-de-sac postérieur le corps utérin volumineux ; il se laisse difficilement soulever probablement à cause de vieilles adhérences dans le cul-de-sac postérieur. Une petite tumeur, située à droite dans le voisinage de la paroi latérale de l'utérus, douloureuse à la pression, est prise pour l'ovaire augmenté de volume. L'hystérométrie donne 12 centimètres.

Diagnostic. — Fibrome utérin et carcinome du col.

---

(1) *In Arch. fur Gynek.*, 1889, t. III, p. 511 ; — *Thèse de Bourgeois*, p. 44 ; — *Thèse de L. de Boucaud*, p. 56.

Opération. — Faite le 17 octobre 1887, la malade a eu des règles très abondantes et pendant sept jours quelques temps après l'examen.

On fait l'*hystérectomie vagino-abdominale totale*.

Position en décubitus dorsal. Périnéotomie de 3 centimètres.

Incision semi-lunaire du cul-de-sac antérieur et du cul-de sac postérieur; séparation de la vessie et du rectum : les 2 incisions sont réunies latéralement et l'on sépare le plus profondément possible avec les doigts le col des péramètres.

Tamponnement provisoire du vagin. Immédiatement après, laparatomie. Le fond de l'organe est attiré en dehors de la plaie et on lie les ligaments larges profondément dans la cavité du bassin, d'abord à droite puis à gauche. Le cul-de-sac de Douglas est ouvert, et on lie tout ce qui reste des paramètres. L'utérus est ensuite libéré sur toute sa périphérie et enlevé.

L'exploration manuelle du petit bassin fait reconnaître des formations kystiques au niveau des annexes droites, on les enlève.

Toilette du péritoine; suture; tamponnement antiseptique du vagin. Périnéorraphie.

Durée de l'opération : 2 heures.

Suites opératoires : normales; réunion de la plaie par première intention. On enlève le tamponnement vaginal au bout de 10 jours; la malade quitte la clinique dans les premiers jours de décembre en bon état.

Examen des pièces. — L'utérus pèse 470 grammes; est long de 15 centimètres; large de 10; la cavité utérine mesure 10 centimètres; 8 pour le corps, 4 pour le col.

Sur la lèvre antérieure on voit une tumeur irrégulière, mollasse, à bords déchiquetés et à droite de la ligne médiane dans la paroi antérieure du corps une tumeur fibreuse de la grosseur des 2 poings. Dans la cavité utérine existe un petit polype fibreux.

L'ovaire droit a contracté des adhérences nombreuses avec la trompe qui est le siège d'une dilatation kystique.

OBS. XXX. — LANGER (1887). — *Carcinome du col et myome du corps de l'utérus; hystérectomie vaginale. — Guérison* (1).

La pièce provient d'une hystérectomie vaginale.

Le temps de l'opération le plus difficile fut le retournement de la matrice et l'extraction du corps. Ces manœuvres s'accompagnèrent de déchirures vaginales multiples qu'on sutura au catgut. L'utérus, gros comme une tête

---

(1) *Soc. obst. et gyn. de Berlin,* 1887 ; — *Ann. de gyn.,* 1887, p. 214.

d'enfant, est dans sa paroi antérieure le siège d'un myome de la grosseur du poing.

Il existe en outre un cancer du col déjà assez étendu. Convalescence parfaite.

Obs. XXXI. — Pozzi (1888). — *Hystérectomie vaginale pour un cancer utérin compliqué d'un corps fibreux sous-péritonéal. — Guérison. —* Observation recueillie par M. Bourges, interne du service (1).

La nommée D..., 50 ans, sans profession, entre le 17 avril 1888 à l'hôpital Broca, dans le service de M. Pozzi. Une de ses tantes est morte d'un cancer du sein. Elle a été réglée à partir de 13 ans, toujours régulièrement, sauf des retards de quelques jours. Les règles, assez peu abondantes, jamais douloureuses, n'ont pas été modifiées par le mariage. La malade est arrivée à la ménopause en juin 1886. Un an plus tard, elle a souffert pendant 4 mois de coliques néphrétiques et a rendu des graviers dans ses urines.

Elle a eu 9 enfants, dont 2 seulement vivent encore. A part une seule remontant à une vingtaine d'années, toutes ses grossesses sont arrivées à terme. La dernière couche date de 13 ans. Les grossesses se sont toujours bien passées, sauf une, qui a été compliquée de placenta prævia ; mais les accouchements, toujours laborieux, ont nécessité à deux reprises des applications de forceps. Elle n'a jamais eu de suites de couches pathologiques. Elle n'a jamais allaité ses enfants.

C'est au début de 1885 que la malade, qui avait toujours été bien portante jusque-là, s'aperçut que ses règles revenaient toutes les 3 semaines et étaient plus abondantes que de coutume. Elle ressentait en même temps de la pesanteur dans le bas-ventre, mais n'avait pas encore de leucorrhée.

Au début de mars 1886, elle a commencé à perdre du sang à peu près continuellement ; ces métrorragies se sont prolongées environ 3 mois ; malgré l'emploi de la glace et le perchlorure de fer. A partir de juin 1886, la malade n'a plus eu de métrorragie ni de perte d'aucune sorte et a cessé d'avoir ses règles ; mais elle a continué à éprouver dans le bas-ventre une légère pesanteur, qui la gênait dans la marche.

En janvier 1888, leucorrhée presque continuelle qui persiste encore, tantôt blanche, tantôt roussâtre, sans odeur fétide, tellement abondante qu'elle oblige la malade à se garnir. En même temps les douleurs sont devenues très vives ; elle ne sont plus seulement localisées au bas-ventre, mais encore s'irradient du côté du rectum, des reins, des fosses iliaques, des cuisses,

---

(1) *Gaz. méd.*, Paris, 1888, n° 27, p. 319. *Ann. de gyn.*, 1888, p. 196 ; — *Thèse Bourgeois* et *Thèse de Boucaud.*

particulièrement à gauche. Envies d'uriner fréquentes, constipation habituelle, tels sont les seuls troubles fonctionnels à relever du côté des autres organes.

L'état général de la malade est excellent ; les téguments ne présentent pas de coloration anormale : l'appétit est parfaitement conservé.

Au toucher vaginal, on constate que le col de l'utérus a presque complètement disparu. Il est remplacé par une surface lisse, irrégulière à sa face interne (rétraction du col de l'utérus analogue à la rétraction du mamelon dans le cancer du sein). Une ulcération anfractueuse occupe toute la commissure gauche, empiète sur la cavité cervicale et va jusqu'à la limite du cul-de-sac. Le vagin n'est pas envahi et les culs-de-sac paraissent libres, quoique celui de gauche soit notablement moins profond. L'utérus est mobile. L'exploration amène un fort écoulement de sang.

Au spéculum on voit que l'altération siège principalement sur la commissure gauche et la lèvre postérieure. Elle est constituée par des végétations saignantes occupant une anfractuosité qui atteint le cul-de-sac latéral gauche. La moitié gauche de la lèvre postérieure est aussi détruite. La moitié droite ainsi que la lèvre antérieure ne sont pas ulcérés, mais présentent un aspect couperosé comme ecchymotique.

Le cathétérisme utérin donne 7 centmètres. En écartant les deux lèvres du col, on voit que l'ulcération se prolonge profondément.

La lèvre antérieure, saisie avec la pince utérine, permet de constater la mobilité utérine.

Hystérectomie vaginale le 19 avril 1888. — Abaissement du col utérin saisi avec la pince de Museux. Incision du cul-de-sac postérieur, on constate que le Douglas maintenu très élevé par des adhérences n'est pas accessible. M. Pozzi renonce à suturer les parois vaginales au péritoine, comme il le fait habituellement et se contente de placer sur la tranche vaginale une série de points de suture comme moyen hémostatique. On embrasse ensuite avec un fil la base de chaque ligament large pour lier les artères utérines.

L'utérus est détaché latéralement de ses insertions vaginales, puis le cul-de-sac antérieur est incisé et la vessie décollée, jusqu'au moment où apparaît le cul-de-sac péritonéal vésico-utérin, qu'on respecte.

Les ligaments larges sont détachés entre deux ligatures par sections et ligatures successives (3 ligatures de chaque côté).

On essaie de faire basculer l'utérus en rétroflexion forcée, et c'est alors qu'on s'aperçoit que le fond de l'utérus est surmonté d'un corps fibreux sous-péritonéal, étroitement pédiculé, du volume d'une grosse mandarine.

Cette complication rend ce temps de l'opération extrêmement laborieux, et ce n'est qu'après des efforts répétés qu'on arrive à renverser l'utérus. Le reste de l'opération n'offre plus d'incidents.

Durée: 1 heure 45 minutes.

Examen des pièces. — En fendant l'utérus suivant sa longueur, on voit que le cancer parait rigoureusement limité au col, dont il a surtout envahi la muqueuse.

La tumeur qui surmonte le fond de l'utérus présente bien à la coupe la consistance et l'aspect des fibromes.

Suites opératoires très simples. La malade quitte le service vers le milieu du mois de mai, parfaitement rétablie, mais encore tourmentée par sa gravelle.

Obs. XXXII. — Polaillon (1888). — *Utérus fibro-sarcomateux. — Epithélioma du col. — Hystérectomie vaginale. — Guérison* (1).

Messieurs, je vous ai présenté il y a 15 jours un utérus que j'avais enlevé le matin même, 28 avril 1888, par la voie vaginale. Aujourd'hui je viens vous donner des nouvelles de mon opérée, la nommée Pl., âgée de 49 ans, qui m'avait été adressée par le D'r' Letellier.

L'opération a été faite pour un épithélioma du col pénétrant dans le corps de la matrice. Elle a été rendue difficile par l'impossibilité d'abaisser l'utérus par suite de la friabilité des tissus, qui se déchiraient sous l'influence de la traction des pinces. J'ai donc dû détacher l'utérus de ses adhérences à la vessie, en agissant dans la profondeur du vagin et en guidant les instruments avec l'extrémité de mon index gauche. L'utérus libéré en avant fut facilement libéré en arrière en incisant le cul-de-sac postérieur du vagin.

J'ai coupé ensuite le ligament large du côté gauche entre deux pinces. J'ai attiré l'utérus à la vulve ; saisi le ligament droit entre les mors d'une longue pince, et sectionné en rasant le bord droit de l'utérus. J'ai appliqué encore 3 pinces hémostatiques, en tout 6 qui ont été retirées 48 heures après. Suites à peu près excellentes. La malade peut être considérée actuellement comme guérie de son opération.

L'utérus présente un épithélioma qui avait rongé le col, et indépendamment dans le tissu du corps des noyaux, gros comme des pois, qui semblent être des productions fibro-sarcomateuses.

Obs. XXXIII. — Bouilly (1890). — *Hystérectomie abdominale et vaginale combinées pour fibrome volumineux du corps et cancer du col. — Guérison* (2).

Il s'agit d'une dame de 40 ans, de santé excellente d'ailleurs ; pas d'enfants, pas de fausse couche, jamais d'accidents utérins jusqu'en juin 1890,

------

(1) *Soc. méd. de Paris*, 12 mai 1888 ; — *Union méd.*, 1888, t. I, p. 810.

(2) *Ann. de gyn.*, t. XXXV, 1891, p. 314 ; — *Sem. méd.*, 1891, p. 132 ; — Congrès de chir. fr., 1er avril 1891.

elle fut atteinte de métrorragies abondantes ; on reconnut alors l'existence d'un cancer du col et d'un volumineux fibrome du corps gros comme une tête de fœtus, haut situé et remontant jusqu'à l'ombilic ; les culs-de-sac vaginaux étaient libres, le tissu utérin indemne de propagation néoplasique, l'utérus bien mobile.

La malade ne souffrait pas. L'intervention se trouvait considérablement entravée par la coexistence du corps fibreux. Il ne restait qu'une double alternative : ne rien faire ou pratiquer l'ablation totale du corps et du col. Or l'hystérectomie vaginale était impossible.

L'opération de Freund donnant une énorme mortalité, je m'arrêtai au plan opératoire suivant : faire d'abord la laparotomie et enlever le fibrome ; puis séance tenante, pratiquer par le vagin l'extirpation du col et du moignon utérin.

Dans un premier temps, j'ouvris le ventre, je tirai le fibrome au dehors, j'appliquai la ligature élastique, je réséquai le corps utérin, je touchai au thermocautère la portion de la muqueuse qui restait au centre du pédicule et je réduisis ce pédicule. Le ventre fut immédiatement fermé avec les précautions ordinaires.

Le deuxième temps opératoire présenta plus de difficultés. J'appliquai les deux grandes pinces-clamps qui me servent ordinairement dans l'hystérectomie vaginale, et j'enlevai toute la masse. Les suites de cette double hystérectomie furent très simples, j'ai pu constater hier même sa guérison complète et définitive.

OBS. XXXIV. — EHRENDORFER (1890). — *Fibromyome du corps de l'utérus et carcinome du col. — Hystérectomie vaginale difficile. — Guérison* (1).

G. Th., 46 ans, une grossesse, il y a 20 ans, suivie d'avortement. Depuis quelques années cette femme se plaint de douleurs lombaires, abdominales, constipation et rétention d'urine. Depuis un an et demi, écoulement vaginal augmenté, jaunâtre, souvent teinté de sang, sentant quelque peu mauvais. L'examen de cette femme puissante, en bonne santé, démontre la présence d'une tumeur rugueuse de la grosseur d'un œuf de poule sur la lèvre antérieure du museau de tanche, qui déplace celui-ci, ainsi que la lèvre postérieure qui n'est pas atteinte. A cause de la richesse en graisse de la paroi abdominale et de la situation élevée de l'utérus, les fibromes constatés ne peuvent être facilement palpés.

Opération le 13 février 1890. — *Hystérectomie vaginale.* — Après l'in-

---

(1) *Arch. für gynek.*, 1892 ; — *Thèse Bourgeois*, p. 47 ; — *Thèse L. de Boucau*, p. 51.

cision circulaire des culs-de-sac on énuclée du bout des doigts quelques fibromes (gros comme une demi-noix) ; que l'on prit d'abord pour des ganglions cancéreux.

, Ouverture du péritoine : section des ligaments larges ; l'utérus fortement attiré ne vient pas. La traction jointe à la pression exercée à l'aide du doigt introduit dans le rectum eut raison de l'obstacle apporté au basculement de l'utérus par plusieurs fibromes siégeant au fond de l'organe. Les ovaires restèrent en arrière, car ils étaient trop difficiles à atteindre.

Suites opératoires. — Normales, la malade quitte le service, guérie, le 15 mars 1890. Cette femme revue un an et demi après l'opération est florissante de santé sans trace de récidive.

Examen des pièces. — Utérus long de 10 centimètres, le col de 5 centimètres ; la lèvre antérieure est envahie par une tumeur cancéreuse ronde de 4 centimètres de large en forme de cratère. La muqueuse de la matrice est pourvue de plusieurs polypes de la grosseur d'environ un pois, elle présente les signes d'une endométrite chronique. L'infiltration cancéreuse ne s'étend qu'environ jusqu'au milieu du col de l'utérus (cellules épithélioïdes formant de puissants bouchons, qui sont entrelacées comme des paquets de vers) ; par place des amas de cellules avec ordonnance caractéristique en pelure d'oignons. La paroi du corps de l'utérus est épaisse de 1 centimètre à 1 centimètre et demi, dans cette paroi vers la droite et derrière un fibromyome à large base, dur, presque de la grosseur du poing ; en outre un fibrome sous-séreux de la grosseur d'un œuf de poule, muni d'un pédicule assez long, enfin un fibrome plus petit qui provient du fond. Plusieurs petits nodules myomateux intrapariétaux.

Obs. XXXV. — Krug (1890). — *Fibrome du corps, épithélioma du col. — Hystérectomie vaginale. — Guérison* (1).

Femme X., 47 ans, mariée à 24 ans, eut 3 enfants, dont le dernier né a actuellement 8 ans. Les règles avaient été très normales jusqu'à il y a 5 mois ; depuis cette époque elles ont été très abondantes, de plus longue durée que de coutume et douloureuses. Pendant les 3 derniers mois elle avait beaucoup souffert, perdu beaucoup de sang et il s'écoulait de son vagin un liquide fétide. L'amaigrissement se fit rapidement, il est actuellement considérable. L'utérus est large sans adhérence, le col est très large, infiltré avec des ulcérations autour de l'orifice. Les annexes n'ont rien

---

(1) *Amer. Jal. of obst.*, 1890, et in *Thèse Bourgeois.* Lyon, 1897, p. 50.

d'anormal. Le 11 avril, on fait une *hystérectomie vaginale* ; rien à signaler ; la guérison se fit au bout de trois semaines. Aucun signe de récidive.

L'examen des pièces a montré l'existence d'un fibrome et d'un épithélioma du col.

OBS. XXXVI. — EHRENDORFER (1891). — *Fibrome interstitiel du corps. — Carcinome du col. — Hystérectomie abdominale totale. — Mort* (1).

Ch. P., 46 ans, chiffonnière ; 2 accouchements normaux. Menstruée régulièrement jusque il y a 7 semaines. Depuis cette époque hémorragies considérables qui amènent anémie. Facies jaunâtre.

Examen. — On perçoit à la palpation de l'abdomen une tumeur dépassant le pubis de 4 travers de doigts, du volume d'une tête d'enfant, régulière, lisse, douloureuse à la pression.

Le col est épaissi, dur, légèrement entr'ouvert.

Au toucher et palper combinés la tumeur appartient manifestement à l'utérus . Après chaque examen, violentes hémorragies ; du col examiné au spéculum s'élance un sang rouge pâle à grands flots, comme d'une grosse artère, si bien qu'en même temps il faut pratiquer le tamponnement vaginal.

Opération. — *Hystérectomie abdominale totale* le 4 juin 1899. — Pas d'incidents opératoires. — Mort au septième jour de péritonite.

La tumeur enlevée se compose du corps utérin hypertrophié, de la grosseur d'un poing d'homme, dans lequel, après ouverture, on trouve un fibromyome issu du fond, de la grosseur d'une orange, très dur, qui, par son sommet qui est inférieur, repousse la muqueuse du fond devant lui.

Le col utérin est allongé, très dur dans sa paroi, fortement infiltré par une masse blanchâtre.

L'épaisseur de la paroi est de 2 à 3 centimètres.

L'infiltration s'étend au-dessus de l'ouverture du museau de tanche. La partie vaginale correspondante est épaissie, lourde, elle montre des dégénérescences épithéliales, mais pas de grandes surfaces ulcérées.

Les coupes microscopiques du col montrent de puissants bouchons épithélioïdes, on trouve une production épithéliale polymorphe stratifiée avec glandes du col en partie transformées en kystes.

Ganglions rétropéritonéaux ont subi la dégénérescence carcinomateuse et sont de la grosseur d'une noix de galle.

------

(1) *Archiv. f. gynek.*, 1892 ; — *Thèse Bourgeois*, p. 48 ; — *Thèse de Boucaud*, p. 65.

Obs. XXXVII. — Léonte (1892). — *Fibromes multiples du corps. — Cancer du col. — Hystérectomie abdominale vaginale. — Guérison* (1).

C. J., 45 ans, menstruée à 15 ans, règles peu abondantes, sans douleurs, ayant une durée de quatre jours. Nullipare.

Quatre mois avant de se présenter à l'hôpital, on a observé les premiers troubles morbides.

Symptômes principaux. — Métrorragies peu abondantes et presque continuelles ; douleurs dans le bas-ventre et dans les extrémités inférieures. Tumeur d'une forme irrégulière dans la région hypogastrique, dépassant de 4 travers de doigt la symphyse pubienne. D'ailleurs la tumeur indolente à la pression est un peu mobile. Le col est entamé par un épithélioma végétant. La cavité de l'utérus mesure 12 centimètres. La malade a considérable maigri depuis qu'elle est tombée malade. Opérée le 10 novembre, *hystérectomie totale abdomino-vaginale.*

Caractères de la tumeur. — Quatre tumeurs constituées par des fibromyomes dont deux plus petites siègent dans l'interstice de la paroi postérieure de l'utérus. Les deux autres sous-péritonéales s'insèrent au fond et à la corne droite de l'organe.

Ovaire scléro-kystique. Poids 812 grammes.

L'examen microscopique pratiqué sur un petit fragment du col nous a montré un épithélioma trabiculaire.

Suites opératoires. — Réunion immédiate. Après la guérison de la plaie abdominale, on a extirpé par la voie vaginale le moignon formé par le col cancéreux. — Guérison le 31 décembre 1892.

Obs. XXXVIII. — Lanelongue (de Bordeaux) (1892). — *Cancer du col. — Fibrome de la paroi antérieure. — Fibrome de l'ovaire. — Hystérectomie vaginale impossible. — Hystérectomie abdominale totale. — Mort* (2).

Madeleine M..., 56 ans, tailleuse, entre le 26 avril 1892 dans le service de M. le Pr Lanelongue, pour des pertes hémorragiques et des douleurs du bas-ventre depuis six mois.

Pas d'accidents morbides héréditaires ou personnels.

(1) *Revue de ch.*, 1894, p. 461. De l'hystér. supra-vaginale pour fibromes utérins.

(2) De Boucaud. *Thèse*, Bordeaux, p. 52. Observation recueillie par M. Faguet, interne de service.

Réglée normalement depuis l'âge de 15 ans ; 1 accouchement normal à 26 ans ; ménopause à 44 ans.

Depuis cette époque, c'est-à-dire pendant 12 ans, leucorrhée glaireuse, qui fait place depuis 6 mois à des pertes rougeâtres continues, sans odeur fétides, sans coliques utérines, sans troubles de la miction, mais douleurs du bas-ventre depuis 3 mois.

État général satisfaisant ; pas d'amaigrissement.

Examen. — En raison de l'épaisseur des parois abdominales, on ne peut apprécier le volume de l'utérus. Le col est gros, ulcéré sur la lèvre posté-rieure, il laisse pénétrer facilement l'extrémité de l'index.

Les culs-de-sac sont libres, mais l'ulcération s'étend à gauche jusqu'au cul-de-sac qui n'est pas peut-être entièrement sain. L'utérus est mobile dans tous les sens. Rien de perceptible aux annexes. L'examen au spéculum permet de contrôler les renseignements fournis par le toucher. La surface du col est irrégulière, bourgeonnante, saignante. L'hystérométrie donne 8 centimètres et demi. L'utérus se laisse facilement abaisser.

Diagnostic. — Épithélioma du col.

Opération. — *Hystérectomie vaginale.* — Le col friable se déchire sous les pinces de Museux, et l'abaissement de l'utérus est défectueux. Incision du cul-de-sac antérieur. Impossibilité de décoller le péritoine jusqu'au fond de l'utérus. Incision du cul-de-sac postérieur, impossibilité de faire basculer l'utérus malgré une pression énergique exercée sur la paroi abdominale. Immédiatement on pratique la *laparotomie* et on fait une *hystérectomie totale.*

L'utérus, les annexes et les parois du vagin qui sont infiltrées du néo-plasme sont enlevées par cette voie. Toilette du péritoine. Drainage avec la gaze iodoformée ; durée de l'intervention, 1 heure et demie.

Dans la paroi antérieure de l'utérus existe un fibrome du volume d'une grosse orange. L'ovaire droit est également le siège d'un fibrome du volume d'un œuf.

Suites opératoires. — Mauvaises. Shock. Mort au 8ᵉ jour (la cause du dé-cès n'est pas rapportée dans l'observation).

Obs. XXXIX. — Duret (1894). — *Utérus avec cancer du col et fibrome sous-muqueux. — Hystérectomie vaginale. — Mort* (1).

Femme de 50 ans ayant des pertes sanguines abondantes depuis 6 mois. Le médecin qui la soignait les attribue d'abord à la ménopause, mais plus

---

(1) *Bulletin de la Société anatomo-clinique de Lille,* 1894, p. 150. Observation présentée par M. le Dʳ Voituriez.

tard constate l'existence d'un fibrome. M. Duret appelé en consultation porte en outre le diagnostic de cancer du col ulcéré.

Hystérectomie vaginale. — Incision des culs de-sac, ouverture du péritoine. Ligature et section des ligaments larges. Basculement de l'utérus. Ce dernier temps est rendu difficile à cause de la présence d'un fibrome du volume d'une petite pomme au niveau du fond de l'organe. Le chirurgien ne peut parvenir à produire ce mouvement au moyen des doigts ; il doit s'aider d'une pince de Museux.

Légère hémorragie pendant l'opération qu'on parvient à arrêter ; cependant il persiste un petit suintement sanguin, au milieu de la partie postérieure du vagin. Après un lavage chaud et abondant, le pansement fut fait comme d'habitude à la gaze iodoformée.

La malade moùrut d'épuisement le 6e jour après l'opération ayant présenté une coloration jaunâtre de la face, de la congestion hépatique, des pertes de sérosité abondantes, incoercibles, qui firent penser à l'existence d'une altération du foie. Il n'y avait pas de fièvre ni de phénomènes péritonéaux.

Obs. XL. — Demons (1897). — *Fibromes du corps, cancer du col. — Hystérectomie vaginale facile. — Guérison* (1).

Mme R..., 41 ans, domestique, entre à l'hôpital Saint-André pour des métrorragies et des douleurs abdominales. Scrofule dans le jeune âge.

Réglée tardivement à 18 ans, toujours régulièrement, mais menstrues douloureuses. Un accouchement à 26 ans, suites de couches pathologiques avec fièvre et hémorragies. Il y a 6 ans les règles deviennent plus abondantes et apparaissent deux fois par mois. Il y a 3 mois vives douleurs dans le bas-ventre. Depuis quinze jours, d'une façon permanente, pertes leucorrhéiques, sanguinolentes et très fétides.

État général bon. Pas d'amaigrissement.

Par le palper abdominal on n'apprécie pas d'augmentation de volume de l'utérus. Le col, dur, ligneux, est augmenté de volume. Son orifice externe, légèrement entr'ouvert, saigne abondamment et présente une muqueuse ulcérée et bourgeonnante. Pas de renseignements hystérométriques.

Diagnostic. — Épithélioma du col.

Opération. — Hystérectomie vaginale. — Facile.

L'utérus, présente dans son épaisseur 3 fibromes. Le plus volumineux, gros comme un œuf, siège au niveau de la paroi postérieure. Col cancéreux. Guérison.

------

(1) De Boucaud. *Thèse*, Bordeaux, 1898, p. 53.

Obs. XLI. — Jacobs (de Bruxelles) (1898). — *Cancer du col et fibrome interstitiel du corps. — Hystérectomie abdominale totale. — Guérison* (1).

48 ans, nullipare, pas d'hérédité, pas d'antécédents.

Col en entonnoir, très légère entreprise du cul-de-sac vaginal antérieur. Corps très allongé, mobile ; porte une tumeur fibreuse vers le fond. Cancer du col et fibrome interstitiel. Début : 1 an (?).

Hystérectomie abdominale le 3 oct. 1898. Dissection de la vessie, des uretères et des artères utérines ; le vagin est largement abrasé dans son quart supérieur. Ablation de tous les tissus cellulaire et lymphatique du paramètre ; gros ganglions iliaques et sacrés.

Examen histologique. — Dégénérescence du col vers sa lumière. Dégénérescence de la muqueuse vaginale. (Celle-ci est saine au niveau de l'incision.) Ganglions dégénérés.

Revue en bonne santé en janvier 1899.

Obs. XLII. — J. Vitrac (1897). — *Cancer végétant du col. — Fibrome de la paroi postérieure. — Hystérectomie vaginale. — Guérison* (1).

Marie C..., 40 ans, entre le 1er février 1897 dans le service de M. le Pr Lanelongue, pour des hémorragies.

Antécédents morbides personnels ou héréditaires sans intérêt.

Règles survenues à 14 ans, régulières, indolores, habituellement abondantes, durant 7 ou 8 jours sans leucorrhée dans l'intervalle.

Mariée à 21 ans, 3 grossesses normales à 22, 24, 29 ans.

Jusqu'au milieu de 1895 aucun incident.

Puis pertes rouges dans l'intervalle des règles, qui peu à peu deviennent continuelles, accompagnées de l'expulsion de gros caillots et de phénomènes douloureux pas très intenses, ces pertes n'ont jamais été séro-sanguinolentes, ni fétides.

Les forces ont considérablement diminué. L'etat général devenant rapidement inquiétant. Pas de troubles urinaires. Constipation habituelle.

Le palper abdominal ne dénote pas d'une augmentation notable du volume de l'utérus.

Le toucher permet de rencontrer à la place du col une masse bourgeon-

(1) *Soc. belge gyn. et obst.*, 1898-1899, p. 166. — Cure radicale du cancer utérin par la voie abdom., et *Sem. gyn.*, 1899, p. 85.

(1) Vitrac. Communic. à la *Soc. de gynéc. de Bordeaux. Gaz. des sc. méd. de Bordeaux*, n° 30, 25 juillet 1897, et De Boucaud. *Thèse*, Bordeaux, 1898, p. 54.

nante, grosse comme une mandarine. Son volume est tel que l'on constate seulement que les culs-de-sac ne sont pas envahis. Quant à l'exploration profonde de ces culs-de-sac et à l'examen des annexes, ils sont gênés par l'exubérance de la tumeur.

Le toucher rectal ne donne pas d'indications spéciales.

Pas de renseignements hystérométriques.

Diagnostic. — *Épithélioma du col* à forme végétante pour lequel M. Lanelongue propose, en raison de la mobilité possible de l'utérus, l'hystérectomie vaginale.

Opération. — *Hystérectomie vaginale* laborieuse, fente longitudinale antérieure de l'utérus qui montre sous la face muqueuse postérieure du corps un fibrome plus gros que le poing. Au-dessus de l'épithélioma cervical, la muqueuse est libre. Le fibrome en est nettement séparé. D'origine interstitielle, car il remplit encore une partie du segment postérieur, il s'est plutôt développé sous la muqueuse.

Suites opératoires normales. La malade a quitté l'hôpital en parfait état.

Obs. XLIII. — J. DE VOS (1896). — *Myxo-myome et fibromes multiples du corps compliqué de carcinome du col de l'utérus. — Hystérectomie vaginale. — Guérison opératoire* (1).

Femme de 45 ans, souffrant de métrorragies intermittentes depuis 4 ans, devenues très abondantes en octobre 1895, principalement au moment des règles qui durent 8 jours.

Dans l'intervalle, il persiste des pertes muco-purulentes glaireuses, très abondantes. En outre la malade manifeste la présence à la vulve d'un corps charnu.

Elle accoucha il y a 27 ans ; eut une fausse couche de 3 mois 2 ans après ; les suites furent bonnes.

A l'examen des organes génitaux externes, on constate l'existence d'un polype gros comme une tête de fœtus, sortant de la vulve et en voie de gangrène.

Par le palper abdominal, on sent une tumeur irrégulière, dure, mobile, remontant dans le flanc droit jusqu'au niveau du détroit supérieur. On diagnostiqua un fibrome sous-muqueux pédiculé et gangrené avec coexistence de fibromes interstitiels.

Opération. — On procède d'abord à la *myomectomie vaginale* en introdui-

---

(1) *Ann. inst. Sainte-Anne*, mars 1896. Cité par Citadini.

sant le doigt dans le vagin, on s'aperçoit que la même tumeur qui fait saillie à la vulve le remplit complètement et fait corps avec l'utérus. Après ligature et morcellement de la partie qui se trouve en dehors du vagin, on parvient à délimiter le col de l'utérus, qui est dilaté par la tumeur elle-même, et dont la paroi postéro-inférieure gauche est atteinte d'épithélioma. Le col saisi par des Museux, on parvient à énucléer facilement le fibrome sous-muqueux ; puis on fait l'*hystérectomie vaginale* et l'ablation des annexes, non sans difficultés à cause du volume de la tumeur et de ses connexions avec les organes voisins.

A l'examen des pièces, le col présente en arrière un noyau épithéliomateux ; dans la paroi utérine antérieure, ainsi que sur le fond on rencontre des noyaux fibromateux ayant la grosseur d'un marron à celui d'un œuf de poule, la cavité utérine a presque entièrement disparu, vu la large implantation du fibrome.

L'examen *microscopique* d'un fragment enlevé au niveau de la lèvre inférieure du col révèle la nature cancéreuse de cette partie ; les différents noyaux disséminés dans les parois utérines se trouvent être constitués par du fibrome pur ; la surface d'implantation du polype montre au microscope un nombre considérable de fibres musculaires, l'élément fibreux étant par contre peu représenté. Il est hors de doute que la tumeur pédiculisée n'était autre qu'un myome ayant subi la dégénérescence myxomateuse, un *myxomyome*. Il s'agissait donc, dans ce cas, d'un carcinome du col compliqué de myxo-myome et de fibromes multiples du corps.

La malade mourut 24 jours après l'opération dans le marasme.

Obs. XLIV. — Jacobs (1897). — *Fibromes du corps ; épithélioma du col utérin. — Hystérectomie abdominale totale. — Guérison* (1).

X..., 51 ans. III pare. Fait remonter l'affection au début de 1897. Menstruée tous les 15 jours.

Une seule métrorragie, il y a un mois. Pertes blanches abondantes, aqueuses. Amaigrissement et douleurs pelviennes. Col épithéliomateux avec légère entreprise du cul-de-sac vaginal antérieur. Corps très mobile, volumineux ; annexite droite, ligaments larges semblent sans entreprise.

Opération le 21 novembre 1897. Hématosalpinx droit, non adhérent. Le corps utérin présente 3 ou 4 noyaux fibreux assez volumineux. Nous en énucléons 2 avant l'hystérectomie afin de déblayer le terrain. Opération relativement facile.

---

(1) *Bull. Soc. belge obst. et gyn.*, 1897 ; *Inst., Sem. gyn.*, 1898, p. 101.

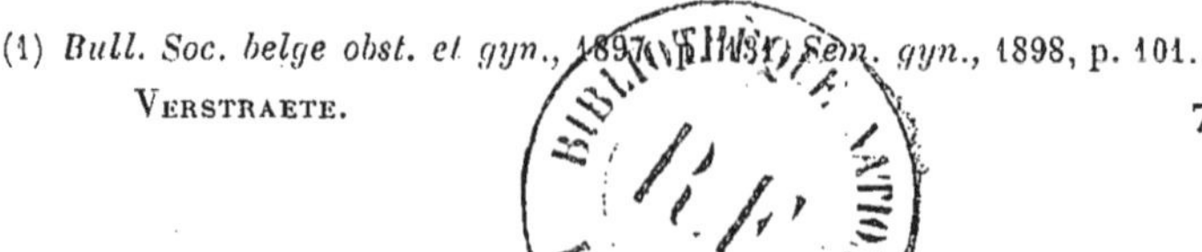

La paroi vaginale antérieure est réséquée largement. La base du ligament large droit est évidée des quelques ganglions que nous y trouvons.

Le ligament gauche ne présente rien d'anormal.

L'opération est terminée par la fermeture du vagin et du péritoine.

Cinq semaines après la malade présente déjà un début de récidive vaginale.

Obs. XLV. — Chavannaz (1898). — *Fibrome pédiculé et épithélioma de l'utérus.* — *Hystérectomie abdominale totale.* — *Guérison* (1). (Obs. inédite).

J'ai l'honneur de présenter à la Société de gynécologie un nouveau cas de cancer de l'utérus traité par l'hystérectomie abdominale totale.

Il s'agit d'une malade, Pilar V..., âgée de 57 ans, entrée à l'hôpital Saint-André le 21 décembre 1898.

Réglée à 14 ans, très régulièrement, cette femme a eu à 17, 21 et 29 ans trois grossesses normales. Elle a fait en plus une fausse couche dont elle a été très longue à se remettre. Elle déclare que son mari lui aurait communiqué la syphilis.

La ménopause s'est établie sans accidents à 50 ans.

Depuis un an la malade a vu survenir des pertes sanguines à peu près continues, auxquelles, dans ces derniers temps, se sont ajoutées des pertes aqueuses plus ou moins abondantes. Des douleurs dans le ventre et dans la région lombaire se sont montrées il y a deux mois.

Au moment de l'examen, nous trouvons dans l'abdomen une tumeur du volume d'une tête de fœtus, dure, arrondie, très mobile, pouvant être amenée jusqu'au niveau de l'ombilic. Les mouvements imprimés à la tumeur se transmettent au col utérin. Celui-ci est envahi par des masses végétantes tellement volumineuses que la malade a pu les sentir elle-même et que c'est là le symptôme qui l'a poussée à venir demander un avis.

L'utérus est mobile, les culs-de-sac sont libres. Rien aux annexes. Les douleurs et les pertes signalées déjà persistent au moment de l'examen. La miction est difficile, elle nécessite des efforts et parfois l'urine ne s'écoule que goutte à goutte. La miction n'est pas douloureuse et les urines ont conservé toute leur limpidité.

Constipation habituelle, défécation non douloureuse.

L'appétit est conservé, mais depuis un an il s'est produit un amaigrissement considérable ainsi qu'une perte marquée des forces.

---

(1) *Gaz. hebd. sc. méd. Bord.*, 1899, p. 263. Obs. inédite envoyée gracieusement par l'auteur.

En présence de ces symptômes, nous portons le diagnostic d'épithéliome avec fibrome utérin et nous décidons l'*hystérectomie abdominale totale* qui est pratiquée le 23 décembre 1898.

La malade ayant subi la préparation préalable (bain, purgation, antisepsie vaginale et intestinale) nous commençons par pratiquer un curettage du col utérin pour le débarrasser des masses végétantes qu'il porte, puis la malade étant placée en position de Trendelenburg, nous procédons à l'hystérectomie abdominale.

Celle-ci est faite en suivant à peu près le procédé de Delagenière. Le vagin est largement réséqué.

Les suites de l'opération ont été des plus simples ; cependant la malade ayant été assez fortement déprimée par l'intervention, nous avons fait, dès le retour dans la salle, une injection intra-veineuse de 300 grammes de sérum.

La guérison par première intention a été obtenue et le 21 janvier la malade a pu rentrer chez elle.

Revue plus de deux mois après sa sortie de l'hôpital, notre opérée était en parfait état, elle avait une cicatrice solide et ne présentait aucune récidive apparente.

L'utérus extirpé présente à part le cancer du col un fibrome pédiculé s'insérant au niveau de la came utérine droite. Le fibrome a le volume d'une tête de fœtus. L'artère utérine du côté correspondant offrait la grosseur de l'humérale ; du côté opposé, elle avait un calibre plutôt au-dessous de la normale. La trompe droite était légèrement distendue par un liquide séreux ; les annexes gauches étaient saines. L'examen *microscopique* a montré qu'il s'agissait au niveau du col d'un épithélioma pavimenteux tubulé.

Obs. XLVI. — F. Terrier (1898). — *Fibrome utérin.* — *Épithélioma du col.* — *Hystérectomie abdominale totale.* — *Mort par hémorragie secondaire* (1).

B..., femme D..., 41 ans, ménagère.

Diagnostic. — Fibrome utérin ; épithélioma du col propagé au vagin.

Antécédents. — Depuis le 15 octobre 1897, pertes sanguines continuelles à odeur fétide ; douleurs dans le bas-ventre irradiant dans la cuisse droite et la région lombaire. Troubles du côté de la miction ; phénomènes de compression du côté du rectum.

---

(1) Terrier. De l'hystér. abd. totale et partielle (supra-vag.). *Revue de ch.*, 1898, obs. LV, p. 1155, Congrès fr. chir., 1898, p. 656 ; — *Sem. gynécol.*, 1899, p. 22.

État actuel, 7 février. — Le fond du vagin est occupé par une masse bourgeonnante correspondant au col, saignant au toucher. L'utérus atteint presque l'ombilic, surtout du côté droit ; deux hernies ombilicales réductibles.

Opération le 8 février 1898. — *Hystérectomie abdominale totale.* — Après l'ouverture de la paroi, on trouve un fibrome volumineux, régulier, sans adhérences ; l'hystérectomie sus-vaginale est faite par le procédé habituel. Le col, après amputation, se présente, comme une collerette constituée par des bourgeons cancéreux abondants ; le cancer envahit la partie supérieure du vagin. Une extirpation totale est impossible ; curettage des bourgeons cancéreux faisant saillie dans le vagin.

Mort le quatrième jour.

Autopsie. — A l'ouverture de l'abdomen on aperçoit un épanchement sanguin assez considérable qui s'est collecté dans le petit bassin. La quantité de caillots accumulés en ce point est d'un demi-litre environ.

La séreuse péritonéale garde ses caractères normaux ; pas de fausses membranes. Dans la portion droite du surjet séreux on aperçoit un espace par où s'est fait l'épanchement sanguin intra péritonéal.

Le surjet vaginal est solide, a bien tenu, mais tout autour les tissus sont infiltrés de sang. Il y a eu hémorragie en nappe, abondante surtout par l'extrémité droite du surjet, hémorragie veineuse probablement et provenant du tissu cancéreux.

II. — Fibromes et cancer du corps de l'utérus.

OBS. XLVII. — WAHRENDORFF (1887). — *Myomes calcifiés.* — *Cancer du corps.* — *Hystérectomie abdominale supra-vaginale.* — *Mort* (1).

Mme D..., 60 ans, toujours parfaitement réglée jusqu'à il y a dix ans ; trois accouchements normaux ; ménopause à 50 ans. En 1885 métrorragies abondantes qui diminuèrent à la suite d'un curettage, mais sans disparaître complètement.

A l'examen, utérus volumineux et col petit.

Tout autour, en avant et à droite, des tumeurs tuberculées de la grosseur d'une petite pomme.

Diagnostic. — Myome et cancer.

___

(1) WAHRENDORFF. *Loc. cit. Thèse Bourgeois*, p. 53 ; *Thèse de Boucaud*, p. 63.

Lavages de la cavité utérine avec sublimé au 1 pour 1000 et solution de glycérine iodoformée.

Opération. — Hystérectomie abdominale supra-vaginale.

Ecoulement de liquide sanieux et de masses cancéreuses dans le péritoine. La malade meurt de péritonite septique.

Examen des pièces. — Utérus gros. La muqueuse présente de nombreuses plicatures. Dans la paroi de l'utérus on trouve plusieurs myomes calcifiés de grosseur variable allant jusqu'à celle d'un œuf de pigeon. Le reste de la muqueuse est bourgeonnant et complètement ramolli.

Au *microscope* on a tous les signes d'un cancer du corps s'étant aussi étendu sur les parties supérieures du col. L'examen microscopique des fibromyomes a porté sur ceux qui n'étaient pas calcifiés. Il s'agissait de vrais fibromyomes, autour desquels les cellules de liaison présentaient des lésions inflammatoires calcaires. On n'y trouva que de légères traces de transformation calcaire. La couche musculaire de l'utérus était légèrement infiltrée de cancer, qui lui avait détruit toute la cavité utérine.

Obs. XLVIII. — Wahrendorff (1887). — *Fibromyomes interstitiels. — Cancer du corps. — Hystérectomie supra-vaginale. — Mort* (1).

Mme D...., 62 ans ; 3 accouchements, le dernier à 26 ans ; ménopause à 54 ans.

Depuis des années la malade avait remarqué une tumeur du bas-ventre, qui s'accrut rapidement depuis janvier 1886 ; en même temps écoulement vaginal, abondant, d'abord fétide, puis putride et ichoreux.

A l'examen on reconnut que le cul-de-sac postérieur était comblé par des masses dures, irrégulières, qui faisaient corps avec l'utérus, qu'en outre, il existait une tumeur abdominale, du volume de la tête, dure, régulière, dépendant également de l'utérus.

Diagnostic. — Myome et tumeur maligne de l'utérus.

Opération. — Hystérectomie abdominale supra-vaginale.

L'opération fut très difficile. Il s'écoule dans la cavité utérine une grande quantité de liquide louche, sanguinolent et infect. Tout le champ opératoire est lavé avec la solution de sublimé au 1 pour 1000. Après suture de la plaie abdominale, on introduit un tampon iodoformé dans le vagin.

La malade meurt le 6e jour.

Autopsie. — Phlegmon de la paroi abdominale antérieure et péritonite au début.

---

(1) Wahrendorff. *Loc. cit. Thèse Bourgeois*, p. 54 ; *Thèse de Boucaud*, p. 61.

L'utérus et les annexes en masse ont presque le volume d'une tête d'homme. A gauche la trompe est fortement étirée, l'ovaire est petit et dur. A droite, le pavillon de la trompe, le ligament rond et le ligament tubo ovarien sont largement étalés par suite de la présence de la tumeur qui a dédoublé les deux feuillets du ligament large. L'utérus est fortement agrandi.

Surface d'amputation large comme la main.

La cavité utérine a les dimensions d'une pièce de 5 francs et à travers elle, fait hernie une tumeur molle, de couleur rougeâtre.

Sur toute la surface de l'utérus au-dessous de la séreuse, font saillie des masses arrondies, de volume variable, dont quelques-unes sont pédiculées ; à la coupe on reconnaît des fibromyomes ; quelques-unes sont envahies par la dégénérescence calcaire.

Dans la paroi utérine existent également des myomes de différentes grosseurs. La masse principale de la tumeur est formée par le contenu de l'utérus très volumineux qui se présente sous forme de deux masses, l'une à droite, grosse comme la tête d'un enfant, mollasse et rougeâtre, largement implantée ; l'autre à gauche, de caractères analogues, mais un peu plus grosse. L'examen *microscopique* des deux tumeurs de la cavité utérine permet de conclure à un fibrome et à un adéno-carcirnome. Pour reconnaitre leurs rapports réciproques, on examine des fragments de l'utérus où les deux formes de tumeurs se touchaient. Non seulement les myomes se montrèrent complètement épargnés, mais encore on put constater que la musculature, quoique disposée en une mince couche entre les tumeurs de différente sorte, ne présentait aucune dégénérescence cancéreuse.

OBS. XLIX. — PÉAN (1889). — *Fibrome et cancer du corps de l'utérus. — Hystérectomie vaginale. — Guérison opératoire* (1).

Femme âgée de 47 ans, grande, cachectique, réglée à 15 ans, mariée à 28 ans. Pas d'enfants.

Fibrome du corps de l'utérus remontant à l'ombilic, reconnu il y a 6 ans, à la suite de métrorragies. Cancer du corps de l'utérus reconnu il y a 6 mois par raclage et par examen histologique à la suite de pertes abondantes et de leucorrhée fétide.

Hystérectomie vaginale le 6 septembre 1889.

Abaissement facile du col, difficile du corps. Hémostase très difficultueuse malgré le pincement préventif des ligaments larges, à cause de la friabilité

---

(1) *Clin. ch. Saint-Louis,* t. VIII, 1892, obs. 1414, p. 1339.

de la partie inférieure de ces ligaments qui est envahie dans toute son épaisseur par le cancer.

Ablation par *morcellement* du corps de l'utérus dont la muqueuse et une partie de la musculeuse sont envahies par le néoplasme. Le fibrome interstitiel, du volume d'une tête de fœtus à terme, situé dans le fond de l'utérus, en partie envahi par l'épithéliome est difficile à morceler. Lavage au sublimé et tamponnement iodoformé. L'opération a duré 45 minutes. Les pinces laissées à demeure sont retirées par erreur après quelques heures. Suites immédiates excellentes. Pendant la convalescence, la malade meurt subitement d'une pneumonie a frigore.

Obs. L. — Péan (1889). — *Fibromes multiples et épithélioma du corps de l'utérus ; hystérectomie vaginale par morcellement. — Guérison* (1).

Femme de 50 ans, grande, obèse autrefois, très amaigrie aujourd'hui, réglée à 12 ans, non mariée. Ménopause à 48 ans. Depuis 16 mois métror-ragies et leucorrhée fétide. La tumeur qui remonte à l'ombilic à tous les caractères des fibromes multiples du corps de l'utérus. L'ablation totale de l'utérus et des annexes par *voie vaginale*, faite le 30 novembre 1899, montre en outre des fibromes une dégénérescence épithéliomateuse de la muqueuse du corps de l'utérus, constatée par Cornil.

Le col est petit et conique.

L'opération a été difficile. M. Péan a d'abord dilaté puis incisé le col, ce qui lui a fait reconnaître une cavité corporéale agrandie et remplie de bourgeons charnus, mous, rosés, encéphaloïdes, baignant dans le pus. Le morcellement a été difficultueux. Les fibromes sont interstitiels, leur volume varie entre celui d'une châtaigne et celui d'une pomme. 25 pinces sont laissées 40 heures. Durée de l'opération, 2 heures. Poids de la tumeur, 1 kilogramme.

La malade guérit sans incidents, retourne chez elle le 18e jour ; succombe l'année suivante à un cancer de l'estomac.

Examen histologique fait par M. Cornil.

Le cancer a débuté par la muqueuse du corps qui est envahie en totalité ; l'épaisseur de l'utérus est de trois centimètres, on constate dans la moitié de cette épaisseur des îlots épithéliaux et des prolongements néoplasiques pénétrant profondément entre les fibres musculaires. Il s'agit d'épithéliome disposé en lobules volumineux ou en alvéoles plus petits, séparés par de

---

(1) *Clin. ch. Saint-Louis*, t. VIII, 1892, obs. 1372, p. 1320 et 1340. Examen histologique de M. Cornil.

menus tractus de tissu conjonctif. La surface interne de l'utérus est déchiquetée, irrégulière, ulcérée ; les grands lobules s'y ouvrent directement ; les cellules sont assez régulièrement implantées sur les parois des alvéoles, comme des cellules épithéliales, elles se rapprochent des cellules cylindriques des glandes ou de la surface de la muqueuse. Elles sont cependant plus grosses, plus distendues, leurs noyaux ovoïdes sont plus volumineux. Ce qui fait croire qu'il s'agit plutôt d'un épithéliome que d'un carcinome, c'est qu'à la limite du tissu sain, profondément on voit de grands prolongements épithéliaux, ramifiés, qui pénètrent entre les faisceaux musculaires voisins après action de l'alcool.

Quant aux corps fibreux, malgré leur destruction apparente sur une grande étendue, l'examen histologique a montré que leur tissu ne contenait pas trace d'éléments néoplasiques dans son intérieur.

Obs. LI. — EHRENDORFER (1890). — *Fibromes du corps. — Adéno-carcinome du corps. — Hystérectomie abdominale supravaginale. — Guérison* (1).

V..., 31 ans, journalière, pas de grossesse, entrée le 6 mars 1890. — Depuis 1 an périodes irrégulières avec de fortes hémorragies et en même temps un écoulement fétide. Depuis quelques mois douleurs intolérables dans le bas ventre, la malade a remarqué la présence d'une tumeur dans l'abdomen. Depuis 15 semaines, pertes abondantes. Femme anémiée, amaigrie. A l'examen, tumeur s'élevant jusqu'à l'ombilic, dure, qu'un sillon sépare en deux parties sensiblement égales, fait corps avec l'utérus.

Col utérin normal. — Cavité utérine allongée et laisse échapper un liquide séro-sanguinolent fétide. — *Diagnostic :* Adéno-carcinome du corps de l'utérus avec fibromes volumineux.

Opératon. — Hystérectomie abdominale supravaginale. — A l'ouverture du ventre, ascite abondante. L'utérus est de la grosseur d'un utérus gravide de 5 mois, il est repoussé à gauche et sur sa paroi postérieure, on trouve 2 fibromes du volume d'une tête d'homme séparés par l'appareil ligamenteux. — Guérison. — La malade sort au bout d'un mois. — Col ratatiné, mobile, petit.

Examen des pièces. — P. = 3^{kgr},750. La muqueuse du corps utérin présente une dégénérescence cancéreuse sur une hauteur de 5 à 6 centimètres. La cavité utérine élargie est remplie de débris friables cancéreux. L'ouverture interne de la cavité utérine est respectée.

Au *microscope* formations glandulaires avec un épithéliome cylindrique avec cellules polymorphes et des bouchons de cellules épithélioïdes.

---

(1) *Arch. f. gynek.*, 1898. *Thèse Bourgeois*, p. 58 ; *Thèse de Boucaud*, p. 64.

Obs LII. — Krug (1890). — *Fibrome et cancer du corps. — Hystérectomie vaginale. — Guérison* (1).

X..., âgée de 57 ans, présente, en juin 1890, de grandes hémorragies ; un curettage et divers autres moyens furent essayés sans succès. L'utérus, large, laissait pénétrer une sonde à la profondeur de 5 pouces, l'aspect de la cavité faisait songer à une tumeur maligne. Quelques débris du curettage examinés au microscope montrèrent qu'il s'agissait de carcinome. La malade refuse toute opération et retourne à la campagne. Le Dr Thomas, à la suite d'un nouveau curettage et après examen microscopique diagnostiqua une hyperplasie adénomateuse. Cette femme perdant toujours beaucoup de sang, il lui conseilla une opération qui fut cette fois acceptée.

Outre le grand développement de l'utérus, on sentait à droite de cet organe une tumeur qu'on vit après l'opération, c'était un fibromyome ; on trouva un autre petit fibrome à pédicule court, sur le côté droit de l'utérus, la cavité utérine, ayant été curettée à fond quelques jours auparavant, montra peu de productions pathologiques.

L'hystérectomie vaginale exigea 30 minutes, le volume considérable de l'utérus étant le seul obstacle à l'extirpation.

La malade se rétablit d'une façon parfaite et eut pendant toute sa convalescence une température normale.

Obs. LIII. — Ehrendorfer (1890). — *Fibrome du corps ; cancer du corps pris pour un fibrome ramolli. — Hystérectomie abdominale supravaginale. — Récidive rapide. — Mort au bout de deux mois.* (2)

R. E..., 53 ans, entre à la clinique le 1er février 1890. 1 accouchement à 32 ans. Règles toujours normales. Ménopause à 50 ans. Depuis écoulement abondant, sanguinolent, muqueux, de mauvaise nature.

Depuis plusieurs semaines, violentes douleurs abdominales excruciantes, aucun appétit ; amaigrissement, ganglions inguinaux augmentés de volume.

Examen. — A la palpation de l'abdomen on sent une tumeur peu mobile, dure, de la grosseur d'une tête d'enfant, plongeant profondément dans l'excavation. Le col utérin dilaté laisse pénétrer l'index, qui constate dans son intérieur une tumeur très légèrement mamelonnée, molle et friable,

---

(1) *Americ. Jal. of obst.,* 1890, et in *Thèse Bourgeois.* Lyon, 1897, p. 61.
(2) *Arch. f. gynek.,* 1892. *Thèse Bourgeois,* p. 56 ; *Thèse de Boucaud,* p. 50.

qui est prise pour un myome muqueux. La grosse tumeur abdominale fait corps avec l'utérus ; c'est un fibrome.

Opération. — Hystérectomie abdominale supravaginale. — Après avoir libéré quelques anses intestinales sondées et avoir détaché les annexes de l'utérus, ainsi que le ligament rond, on extrait le fibrome et on applique un lien élastique autour de son pédicule aussi bas que possible ; section au-dessus, cautérisation du col au thermocautère.

Trois mois après, écoulement fétide, chute de l'escarre du col ; le fond de la plaie se recouvre de granulations très exubérantes que l'on touche au nitrate d'argent. Huit semaines après, le vagin est rempli par un énorme fongus qui infiltre toutes les parties voisines et gagne le périnée. Mort 2 mois après.

Examen des pièces. — La tumeur était composée de plusieurs fibromyomes intrapariétaux très durs, dont l'un de la grosseur d'un citron environ, était issu de la paroi postérieure de cet utérus ; à gauche hydropisie considérable de la trompe.

A la section de la tumeur, on trouve la paroi utérine hypertrophiée, criblée de myomes, remplie partout sur une profondeur de 1 à 2 centimètres par une masse médullaire blanche, qui s'effrite en morceaux, tout contre la cavité utérine. Cette masse s'étend jusque vers la surface péritonéale et entoure quelques petits fibromyomes dont l'un d'eux a la grosseur d'une cerise. Dans l'embouchure de la trompe gauche, on trouve la même masse pâle et blanche.

La préparation *microscopique* montre d'une façon certaine un cancer glandulaire (adéno-carcinome) de la muqueuse utérine en voie de développement. allié à de nombreux fibromyomes.

Obs LIV. — Weiss (1891-92). — *Ablation d'un polype fibreux en* 1891. — *En* 1892, *cancer du corps. — Curettage* (1).

M. le Dr Weiss montre un fibrome utérin volumineux qu'il a extirpé par la voie vaginale après incision du col. La femme qui en était atteinte, âgée de 53 ans, multipare, avait depuis longtemps dépassé l'âge de la ménopause ; elle souffrait depuis 2 ans et présentait au moment de l'opération des phénomènes assez alarmants, caractéristiques de la septicémie chronique. La tumeur remontait jusqu'à deux travers de doigt au-desus de l'ombilic, et faisait en même temps saillie vers le segment inférieur de l'utérus. Son évolution était nettement vaginale, car le col était effacé et le doigt y péné-

---

(1) Weiss. *Revue méd. de l'Est*, 1891, t. XXIII, p. 413.

trait aisément rencontrant immédiatement le néoplasme, qui était implanté sur la paroi postérieure de la matrice.

Après avoir débridé le col par des incisions multiples, M. Weiss libéra d'abord la partie inférieure de la tumeur en se servant des doigts, puis il se mit en devoir de la *morceler*, en se servant de pinces érignes solides et de ciseaux courbes ; malgré l'absence d'hémorragie, les manœuvres furent très pénibles. Après avoir enlevé environ une trentaine de morceaux, M. Weiss put saisir plus aisément la base de la tumeur et lui imprimer un mouvement de torsion, qui permit d'en opérer l'extraction complète.

A côté de ce premier fibrome s'en trouvait un second du volume d'un très gros œuf de poule, qui fut extrait de la même façon, puis un troisième très petit, qui était en voie de se gangréner et qui fut également enlevé. Il en restait un quatrième qui n'était ni interstitiel ni sous-muqueux comme les autres, mais bien sous-péritonéal ; après avoir vainement essayé de le faire saillir vers la surface utérine, M. Weiss se décida à le laisser en place, pour ne pas ouvrir la cavité péritonéale, et prolonger une opération qui avait duré deux heures ; il pratiqua un lavage minutieux de l'utérus et tamponna le vagin à la gaze iodoformée.

Suites opératoires normales (mai 1891).

M. Weiss (1) revoit sa malade en *avril* 1892 : elle est reprise depuis 2 ou 3 mois d'écoulement vaginal sanieux, sans douleur notable, d'hémorragies assez fréquentes. Son état général est peu satisfaisant. Le col utérin qui avait été débridé lors de la première intervention n'est pas cicatrisé, il reste mince et largement entr'ouvert. Le doigt, facilement introduit dans la cavité utérine, tombe sur une masse fongueuse, friable, ayant de la tendance à faire hernie à travers l'orifice. L'auteur continue :

« Comme j'avais laissé intentionnellement dans ma première intervention un petit corps fibreux sous-péritonéal, afin de ne pas ouvrir le péritoine, je supposais qu'il s'était énuclé spontanément, sphacélé en partie et tendait à se faire jour par la cavité vaginale.

Aussi, après avoir endormi la malade, je me mis en devoir d'extraire ce que je croyais être un fibrome gangréné, en me servant d'une curette mousse ordinaire. Je ne tardais pas à m'apercevoir qu'il s'agissait d'une tout autre affection et que toute la muqueuse utérine était recouverte de fongosités suspectes ; quant à la partie saillante elle était constituée par le fond de l'utérus en voie de s'invaginer ; aussi je m'empressai de pratiquer un raclage total et soigné que je fis suivre d'un grand lavage au sublimé et

---

(1) Weiss. *Revue méd. de l'Est*, 1892, t. XXIV, p. 744 et 751. Quelques considérat. sur le cancer de l'utérus.

à l'eau bouillie. L'examen des débris fait par M. Baraban confirma le diagnostic d'épithélioma.

Cette opération amena momentanémont une grande amélioration dans l'état de la malade. Depuis quelque temps, l'écoulement vaginal a reparu, néanmoins la santé générale se maintient encore dans des conditions assez satisfaisantes. J'ajoutai que l'hystérectomie vaginale, qui m'avait paru possible dans ce cas, a été refusée par la malade.

Obs. LV. — Guermonprez (1892). — *Fibromyomes de l'utérus. — Hystérectomie abdominale totale. — L'examen de la pièce montre qu'il y a en même temps cancer cavitaire. — Mort* (1).

Sophie D..., institutrice, 45 ans, célibataire, nullipare.

Réglée à 14 ans, perd du sang périodiquement à des intervalles variables de 3 à 4 semaines ; elle n'a jamais eu de douleurs, pas même de sensation de courbature lombaire.

Vers l'âge de 22 ans, deux époques se passent sans aucune perte de sang ; puis commencent des pertes qui n'ont plus aucun caractère périodique, qui sont continuellement formées de sang pur, tantôt liquide, tantôt coagulé, parfois tellement copieuses, qu'elles en deviennent inquiétantes.

Pas de gêne pour la défécation. Miction très fréquente.

L'ergotine employée sous diverses formes n'amène aucune amélioration.

En juin 1891, enlèvement d'un polype du volume d'une noisette à l'écraseur linéaire. En décembre de la même année, curettage.

Malgré ces interventions, la situation ne s'améliore pas.

En février 1892, M. le Pr Guermonprez constate à la palpation abdominale dans l'hypogastre une tumeur sphéroïdale du volume d'une grosse pomme, d'une consistance ligneuse, d'une surface lisse.

Cette tumeur est peu sensible à la pression, quelque peu mobilisable de gauche à droite ; mais quand elle est laissée à elle-même, elle se place non pas seulement sous la ligne blanche, mais un peu à gauche de celle-ci. Il est assez facile de contourner la tumeur dans ses portions latérales, mais on ne peut parvenir derrière celle-ci, tant à cause de la rigidité de la paroi qu'à cause de son épaisseur.

Le toucher vaginal conduit directement sur une tumeur dure, du volume d'une mandarine, d'une forme sphéroïdale et dont le siège est manifestement en arrière de la vessie. Il faut, en effet, explorer la surface de la tumeur et même franchir celle-ci pour atteindre le col utérin ; on reconnaît

---

(1) Duval, L'hystérectomie abdominale totale pour fibromyomes utérins. *Thèse*, Paris, 1892.

celui-ci sur la ligne médiane, bien qu'il soit complètement effacé, ou plutôt confondu avec la tumeur elle-même, qui s'est développée dans la lèvre antérieure du museau de tanche. Le doigt pénètre dans le col, reconnaît la lèvre postérieure amincie et de consistance normale ; puis, partant de ce point de repère, vérifie que la lèvre antérieure est confondue avec la tumeur elle-même qui s'est incontestablement développée dans l'intérieur de son tissu. La surface interne du col utérin est molle, fongueuse, saigneuse, surtout en avant ; sa forme est modifiée par le développement du fibrome de la lèvre antérieure ; il en résulte que la coupe de la cavité cervicale donnerait la configuration d'un croissant ouvert en avant.

Les culs-de-sac latéraux sont libres ainsi que le postérieur.

Le toucher rectal confirme les données du toucher vaginal, sans y ajouter de document notable.

La palpation du ventre, pratiquée dans l'attitude génu-pectorale, ne fournit aucun renseignement qui mérite d'être signalé.

L'hystéromètre se dirige spontanément vers le côté gauche de la malade, et il n'est pas mobile. Il ne pénètre guère qu'à six et demi ou sept centimètres.

Diagnostic. — Fibromyomes multiples, dont le principal est développé sous le péritoine et un peu vers la gauche de la face antérieure de l'utérus, tandis qu'un autre moins important siège dans la lèvre antérieure du museau de tanche.

La malade est revue le 9 avril : la tumeur plus superficielle et plus volumineuse arrive à deux doigts de l'ombilic ; mêmes constatations au toucher vaginal.

Cette exploration, bien que pratiquée avec douceur, détermine cependant une nouvelle et notable hémorragie. Le doigt imprégné de ces liquides ne présente pas d'odeur vraiment fétide. Jamais on n'a constaté de fétidité des pertes comparables à celle du cancer.

Cathétérisme vésical très difficile. La malade est amaigrie et pâle, mais sans aucune teinte jaune.

Hystérectomie abdominale totale (1) le 21 avril 1892 à la maison Saint-Raphaël.

Laparotomie. — On amène facilement la tumeur au dehors. Section de la partie supérieure des ligaments larges entre deux pinces. Incision du pli péritonéal vésico-utérin et dégagement de la vessie.

Transfixion médiane et antéro-postérieure des parois vaginales avec une sonde cannelée spéciale.

---

(1) GUERMONPREZ. Documents sur l'hyst. abd. tot. pour fibromyomes utérins Paris et Lille, p. 52, par le procédé Guermonprez. *Bull. Ac. de méd.*, 1891, et *loc. cital.*, p. 152.

Par la boutonnière ainsi faite, application de deux pinces-clamps saisissant la moitié droite et la moitié gauche du dôme vaginal. On sectionne le vagin au-dessus de ces pinces et la tumeur est enlevée. Hémostase laborieuse à cause de la friabilité spéciale des tissus.

Suites opératoires d'abord excellentes, puis phénomènes méningitiques et mort le 30 avril. Pas d'autopsie.

L'examen des pièces montre un utérus fibromateux (fibromes interstitiels généralisés et myomes sous-séreux de la corne utérine gauche) avec cancer cavitaire de l'organe, ce qui explique la friabilité spéciale des tissus voisins du dôme vaginal et la difficulté de poser des ligatures à ce niveau (1).

OBS. LVI. — SCHRAMM (1892). — *Fibromyome et carcinome du corps de l'utérus. — Hystérectomie vaginale. — Guérison* (2).

Femme X..., 64 ans, célibataire, bien portante jusque dans les dernières années. Règles régulières jusqu'à 54 ans, époque de la ménopause. A 60 ans, métrorragies irrégulières, douleurs abdominales.

A l'examen, utérus non augmenté de volume considérablement.

Opération. — Hystérectomie vaginale.

Examen des pièces. — Au niveau du fond de l'utérus existait un fibrome épais, sphérique, gros comme une bille de billard, séparé seulement de la cavité utérine par une couche de tissu normal d'environ 1 millimètre. La paroi interne de la cavité utérine est partout tapissée par une masse néoplasique blanchâtre, villeuse, molle.

Cette masse néoplasique était séparée du myome par une épaisseur d'éléments musculaires conservés de 1 millimètre.

L'examen microscopique permit de constater qu'il s'agissait d'un carcinome papillaire à cellules cylindriques.

OBS. LVII. — LE BEC (1894). — *Fibrome et cancer du corps de l'utérus. — Hystérectomie abdominale totale. — Guérison* (3).

X..., 51 ans. Réglée à 15 ans avec difficulté. Règles durant 8 à 10 jours.

---

(1) M. Guermonprez ajoute que dans ce cas l'hystérectomie abdominale n'a été pratiquée que par le fait d'un diagnostic incomplet ; la présence du cancer lui paraissant une contre-indication à l'opération, dans d'autres cas où il a rencontré la coexistence du fibrome et du cancer, il a refusé d'intervenir. Si malgré tout on voulait opérer dans ces conditions, il conseillerait la voie abdominale. *Loc. citat.*, p. 196.

(2) *Cent. J. gyn.*, 1892 ; — *Thèse Bourgeois*, p. 56.

(3) LE BEC. *Ann. de gyn.*, 1895 ; — *Thèse Bourgeois*, p. 60 ; — *Revue ch.*, 1897, p. 1051 ; — *Congrès ch. Paris*, 1897.

Premier enfant à 21 ans. Couche mauvaise, perte abondante le 15e jour. S'alite 2 mois. A 39 ans, rhumatisme. Pertes sanguines augmentent. Gros fibrome constaté par Apostoli ; traitement électrique, amélioration, reprend son travail, mais les règles restent longues et abondantes. En janvier 1894, les pertes deviennent plus abondantes, douloureuses, odorantes. La marche devient pénible, les douleurs s'irradient dans tout le bassin et les jambes. La malade cesse le traitement. En janvier 1894, Apostoli tente un curettage et reconnaît la présence d'un cancer du corps de l'utérus. La malade entre à Saint-Joseph ; à son entrée. on constate une masse sur la ligne médiane atteignant l'ombilic dure, peu sensible. Au toucher, le col est abaissé, entr'ouvert, volumineux, on sent au doigt une masse fongueuse, en partie dure et en partie friable, odeur infecte. Cet examen est douloureux. Le rectum est comprimé ainsi que la vessie. La malade est pâle, très affaiblie.

Opération. — Hystérectomie abdominale totale le 10 janvier 1894. On trouve une grosse tumeur partant du fond de l'utérus et une petite à gauche. Les annexes sont très haut et très en arrière de la tumeur. Le pédicule est fait en plein tissu cancéreux. On place de nouvelles ligatures sur les bases des ligaments larges, en se tenant soigneusement à distance du cancer, dont on voit facilement les limites en regardant par l'abdomen.

On enlève soigneusement tout le pédicule cancéreux et on ne laisse que les parties ayant un aspect profondément sain. Suture du péritoine pelvien. Guérison sans incidents.

Obs. LVIII. — Bouilly (1894). — *Fibrome et cancer du corps de l'utérus. — Hystérectomie abdominale* (1).

J'ai l'honneur de présenter à la Société anatomique une pièce enlevée par M. Bouilly, par hystérectomie abdominale. C'est un fibrome utérin avec coexistence du cancer du corps de l'utérus ; le diagnostic de cancer n'avait pas été posé ; on pensait à un fibrome en voie de ramollissement et devenu hydrorrhéique, comme cela se voit quelquefois. Voici, du reste, l'observation très résumée de cette malade.

La nommée C. A..., âgée de 68 ans, n'a présenté aucun symptôme indiquant une affection abdominale, jusqu'à l'âge de 50 ans, deux ans après l'établissement de la ménopause, où surviennent des métrorragies et une augmentation de volume du ventre, accidents liés évidemment à l'évolution du fibrome.

Il y a dix-huit mois, à ces pertes sanguines intermittentes, se joignait un

---

(1) *Bull. Soc. an.* Paris, 1894, p. 337. Obs. présentée par M. Lepetit.

écoulement continu d'un liquide rougeâtre très fétide, irritant. En même temps survenaient des douleurs, l'état général s'affectait un peu, l'appétit diminuait sensiblement, pourtant à l'entrée à l'hôpital, l'état général était plutôt celui d'une femme anémiée par des hémorragies répétées, que celui d'une cancéreuse. A l'examen local, on trouve par le palper une tumeur lisse, régulière, non fluctuante, remontant à égale distance entre le pubis et l'ombilic, peu mobile ; légère sensibilité à la pression ; par le toucher, on trouve un col ayant subi l'atrophie sénile, le museau de tanche se trouve sur le même plan que les culs-de-sac vaginaux ; mais ce col n'est pas ulcéré, pas induré, absolument souple en tous ses points ; les mouvements imprimés à la tumeur se transmettent au col. Hystéromètre : 15 centimètres de cavité.

Nous l'avons dit plus haut, on avait porté le diagnostic de fibrome en voie de ramollissement, quand, après l'opération, en faisant des coupes de la pièce, on s'est aperçu que, à côté du fibrome, et nettement séparée de lui, existait une infiltration cancéreuse de toute l'épaisseur du corps utérin ; sa muqueuse était ulcérée et fongueuse, sa cavité laissait s'écouler un liquide très fétide, sanieux et légèrement sanguinolent.

Obs. LIX. — Lauwers (1890). — *Myome interstitiel et cancer du corps. — Hystérectomie abdominale sus-vaginale. — Récidive* (1).

Une malade opérée en avril 1890 était atteinte en même temps de myome interstitiel et d'épithélioma tubulé du corps, infiltré entre les faisceaux de fibres musculaires lisses. La malade guérit très bien de l'amputation sus-vaginale de l'utérus, mais elle succomba quelques mois plus tard à une récidive abdominale du cancer.

Obs. LX. — Lauwers (1890). — *Myome sous-muqueux et cancer du corps. — Hystérectomie abdominale vaginale. — Guérison* (1).

Vieille fille de 59 ans et demi, atteinte simultanément d'un volumineux myome sous-muqueux qui provoquait des ménorragies depuis de longues années, et de cancer de la muqueuse du corps de l'utérus.

L'hystérectomie totale fut pratiquée en une séance, mais en deux temps ; le corps de l'utérus fut enlevé par le ventre, et le col par le vagin.

La malade quitta l'Institut 3 semaines plus tard, mais elle succomba à un étranglement interne un mois et demi après l'intervention.

------

(1) *Soc. belge gyn. et obst.*, 1897.

Obs. LXI. — Pollosson (1896). — *Fibrome interstitiel du corps. — Hysté-rectomie abdominale sus-vaginale au cours de laquelle on reconnaît cancer du corps* (1).

Femme vierge, 46 ans, avait, depuis 6 à 7 ans, des symptômes de fibro-myome de l'utérus : ménorragies, métrorragie, leucorrhée, etc. Un simple traitement médical et palliatif des accidents, tels que les hémorragies, avait suffi pour conserver longtemps à la malade un bon état général.

Mais depuis 6 mois, l'affection avait pris une allure plus aiguë ; des pertes de sang considérables anémièrent la malade à tel point qu'une intervention devint urgente.

Le Pr Pollosson fit l'*hystérectomie abdominale sus-vaginale à pédicule externe,* le 25 avril 1896. Les ligaments larges rétractés s'opposèrent à une extraction rapide de la tumeur, on dut faire d'abord la section du ligament large gauche pour amener hors du ventre l'utérus.

La ligature élastique étant posée, M. Pollosson fit l'amputation de l'utérus au-dessus des broches. A ce moment il fut très surpris de voir la cavité utérine remplie d'une masse molle, pulpeuse, d'aspect encéphaloïde. Il eut bientôt fait de reconnaître la présence d'un épithélioma de la muqueuse.

Dans la pièce présentée on voit d'une part, dans la paroi externe droite de l'utérus, une tumeur myomateuse de la grosseur d'une tête de fœtus, d'autre part, sur la muqueuse qui tapisse la paroi externe gauche un épi-thélioma fongoïde. La masse en est blanc grisâtre, très ramollie, effrangée ; des parcelles séparées ressemblant à du cerveau en putréfaction flottaient libres dans la cavité. Toute la muqueuse du corps dans sa moitié gauche est le siège de cette endométrite épithéliomateuse ; la muqueuse du corps à droite sous-jacente au fibrome est absolument saine, ainsi que toute la muqueuse du col.

Une fois le néoplasme malin reconnu au cours de l'opération, l'indication se posait sans doute de compléter l'hystérectomie sus-vaginale par l'ablation du segment inférieur. Mais la malade était si anémiée que M. Pollosson ne jugea pas prudent de prolonger l'intervention. Il se contenta d'émonder aux ciseaux le moignon et de cautériser énergiquement au thermocautère.

Obs. LXII. — Citadini (1897). — *Fibromyome de l'utérus compliqué d'abcès utérins et de cancer cavitaire. — Hystérectomie vaginale atypique. — Guérison.*

Femme de 60 ans, sans antécédents morbides personnels ni héréditaires notoires.

---

(1) *Sc. méd. de Lyon,* avril 1896. Obs. recueillie par M. Tixier.
(2) *Ann. de inst. Sainte-Anne, et Sem. gyn.,* 1897, p. 183.

Ménopause sans troubles à 52 ans ; deux accouchements normaux il y a vingt-huit et trente ans. Elle est atteinte depuis deux mois de leucorrhée ; il y a huit semaines, et pour la première fois, métrorragie légère de quelques jours de durée ayant cédé au repos et aux injections chaudes. Peu de troubles de la défécation et de la miction. Léger amaigrissement depuis le début du mal.

Cette anamnèse fait suspecter, étant donnés l'âge de la malade et la cessation de la vie génitale, l'installation récente d'un processus néoplasique de nature bénigne ou maligne incertaine.

Examinée le 16 mars, la malade présente une abondante suppuration utérine, très fluide et fétide et l'on note l'existence de fibromyomes de la face antérieure de l'utérus, en voie de ramollissement et d'œdème et de fibromes durs sous le péritoine, dans les cornes droites et gauches de l'utérus.

La tumeur dans sa totalité dépasse le pubis de trois travers de doigt.

Hystérectomie vaginale atypique le 19 mars 1897. — La préhension du col, dont la surface vaginale est tout à fait intacte, offre quelques difficultés en raison de son étranglement par la paroi vaginale que l'atrophie et la sclérose séniles rétractent autour de lui, de façon à former une collerette qu'il est difficile de retrousser. La péritomie exécutée, le dépiautement du col à l'aide du doigt se fait sans trop de difficultés, le tissu cellulaire étant œdématié et sans résistance. En revanche, les tractions sur le col et la paroi antérieure de l'utérus progressivement dénudées dilacèrent d'emblée le tissu qui se montre formé d'amas végétants, d'aspect carcinomateux évident.

Ce tissu compose tout l'étage inférieur ou cervical de l'utérus. Au cours d'une traction plus vive un flot de pus se fait jour à travers le tissu dilacéré, pus sanieux, d'une forte fétidité. Il s'en écoule près d'un quart de litre dans le cours de l'opération, qui ne peut se faire que lentement par morcellement au bistouri et aux ciseaux, ce qui s'explique par la résistance du dôme utérin et fibromateux et le manque de point d'appui que fournissait aux tractions, pour l'engager dans la filière vaginale, le tissu des étages moyen et inférieur complètement dégénéré. Au cours du morcellement plusieurs pochettes logées en plein tissu utérin et dont l'une très considérable, du volume d'un œuf de dinde, sont extraites. Ce sont elles qui contenaient le pus fétide qui s'écoula pendant la majeure partie de l'opération, leur paroi est mince, composée par du tissu utérin dégénéré revêtu d'une membrane tomenteuse et plissée. Ces pochettes communiquaient avec ce qui pouvait rester de la lumière du conduit cervico utérin, ce qui expliquait la métropyorrhée très abondante constatée au cours des examens préalables.

Le terrain déblayé par l'excision progressive du tissu carcinomateux de l'étage utérin inférieur et des poches purulentes de l'étage moyen, restait à extraire la calotte utérine épaissie et bourrée de myomes nodulaires, ce qui demanda encore du morcellement progressif.

Les annexites droites et gauches en atrophie sénile et sans lésions furent extraites ensuite.

A la fin de l'opération, procidence de quelques anses intestinales qui furent soigneusement asséchées et refoulées.

Occlusion de la brèche péritonéo-vaginale par accolement et forcipressure.

Lever au 7ᵉ jour.

OBS. LXIII.— DURET (1897). — *Fibromyomes et cancer du corps de l'utérus.* — *Hystérectomie abdominale totale.* — *Guérison* (Observation recueillie par M. Verstraete, interne du service) (1).

Pl. E..., cuisinière, 49 ans, entre dans le service de chirurgie de l'hôpital la Charité, le 20 novembre 1897.

Dans ses antécédents héréditaires, rien de bien intéressant à signaler : son père et sa mère sont morts dans un âge assez avancé, l'un subitement, l'autre dans un accident ; ses frères et sœurs sont bien portants. Dans ses antécédents personnels, nous relevons une fièvre typhoïde à l'âge de 16 ans.

Réglée pour la première fois à 16 ans, ella l'a toujours été à peu près régulièrement, mais ses règles étaient douloureuses et abondantes. Elles ont cessé vers l'âge de 45 ans. La malade n'a pas eu d'enfants.

Depuis 6 ou 7 mois et principalement depuis 2 mois, elle souffre d'une façon presque continue de douleurs hypogastriques. Il y a quelques semaines, à ces douleurs continues, se sont ajoutées de véritables crises, qui reviennent à peu près tous les jours et l'obligent à s'aliter pendant plusieurs heures. Au cours de ces crises, les douleurs s'irradient de la région hypogastrique dans les lombes et dans les cuisses.

La miction est douloureuse, au commencement et souvent aussi à la fin ; elle est fréquente au point de se répéter une dizaine de fois pendant le jour, et de trois à sept fois pendant la nuit. Les urines sont claires et leur quantité est normale.

La constipation est habituelle. Facies anémique, faiblesse générale très marquée. A l'examen direct, le palper abdominal ne donne aucun renseignement. Le palper bimanuel indique que le col de l'utérus est très fort en arrière ; le corps au contraire, est complètement renversé en avant, mais sa face antérieure se continue directement avec celle du col, sans sillon de flexion. Le corps est dur, bosselé en avant, fibromateux.

---

(1) Cette observation a paru dans un travail du Dʳ Camelot, chef des travaux anatomiques. Fibromyomes et cancer simultané du corps de l'utérus. *Sem. gynécol.*, 1898, p. 285 et 405 ; — *Journ. sc. médic. de Lille,* 1898, t. II, p. 417.

Opération le 24 novembre 1897. — *Hystérectomie abdominale totale* faite par M. Duret. — La résistance des parois abdominales, qu'explique la nulliparité de la malade, rend l'opération un peu laborieuse. L'utérus fibromateux est difficilement amené hors du ventre : on le libère en partie par la section de la moitié supérieure des ligaments larges. On taille un lambeau péritonéal à la face antérieure de l'utérus, la vessie est décollée jusqu'au niveau du cul-de-sac vaginal antérieur ; il est impossible d'atteindre le cul-de-sac postérieur qui est trop profond ; la séreuse de la face postérieure de l'utérus est d'ailleurs soulevé par une série de granulations fibreuses, et on ne peut songer à s'en servir pour tailler un lambeau postérieur. On ponctionne le cul-de-sac vaginal antérieur, qui est très bas situé : le vagin est alors désinséré, à gauche et à droite, de sa face muqueuse vers le ligament large, et celui-ci sectionné de bas en haut ; la désinfection du vagin est achevée au niveau du cul-de-sac postérieur.

Ligature au ras du col, à la soie, des artères utérines et utéro-ovariennes. Suture du vagin, à l'aide d'un surjet à la soie ; par-dessus, suture péritonéale au catgut, continuée sur les ligaments larges. Drainage du cul-de-sac de Douglas.

Suture à trois plans de la paroi abdominale.

Les *suites opératoires* sont bonnes. La malade ne reprend cependant ses forces que lentement, elle sort guérie, le 4 janvier 1898.

Examen des pièces. — L'utérus, gros comme le poing, présente dans son épaisseur de nombreux fibromes, plus ou moins saillants à sa surface. A la section, ses parois sont très hypertrophiées, mais ce qui frappe surtout, c'est l'épaississement de la muqueuse du corps utérin, qui atteint 3 à 4 millimètres, et sa coloration jaune verdâtre. Cette muqueuse se détache assez facilement avec le bistouri. On pense immédiatement à une dégénérescence cancéreuse de la muqueuse du corps utérin. A un examen attentif on constate que cette dégénérescence a envahi tout le corps utérin, infiltrant et hypertrophiant la paroi, dessinant jusque sous la séreuse des saillies qu'on pouvait croire occasionnées par des fibromes. Au sein de cette masse, formée d'un tissu grisâtre, mou, friable, se détachent nettement deux fibromes, du volume d'une noix qui se distinguent par leur coloration plus blanchâtre, leur consistance plus ferme, la disposition de leurs faisceaux musculaires et surtout par leur coque nettement isolée. A l'œil nu, il est facile de se rendre compte que la dégénérescence cancéreuse a respecté la barrière formée par cette coque et s'est détournée des fibromes.

Examen microscopique. — Nous devons à l'obligeance de M. le Pr Augier l'examen de la pièce dont il a bien voulu nous donner le résumé dans la note suivante :

Une coupe portant sur une portion de la paroi utérine qui confine le néoplasme développé dans la cavité montre les particularités suivantes :

Du côté de la cavité utérine, on trouve des amas cellulaires très irrégu-

liers et très volumineux, séparés par de minces travées de fibres musculaires lisses ; ces amas cellulaires sont formées de cellules épithéliales,
polyédriques pour la plupart et irrégulières ; l'arrangement glandulaire ne
se retrouve que très exceptionnellement dans ces amas épithéliaux. On
rencontre cependant dans quelques points des cellules circonscrivant des
cavités arrondies, analogues à des lumières glandulaires. Dans d'autres
points, à la périphérie de ces amas, les cellules sont disposées sous forme
d'un revêtement régulier, constituant une bordure en palissade ; à mesure
qu'on examine la coupe vers la surface externe de l'utérus, on constate que
les amas diminuent graduellement de dimension et de nombre.

On trouve alors les faisceaux musculaires entrecroisés de la paroi utérine
et de nombreux vaisseaux ; des veines et des capillaires dans lesquels on
remarque des bouchons épithéliaux oblitérant presque complètement la
cavité des vaisseaux. Ces amas se retrouvent jusque dans de tous petits
vaisseaux capillaires sous-péritonéaux. Mélangés à ces bouchons épithéliaux
ntra-vasculaires, on trouve des globules blancs et des amas granuleux (1).

Obs. LXIV. — Duret (1898). — *Fibromes multiples et cancer du corps de
l'utérus. — Hystérectomie abdominale totale. — Mort* (Observation
publiée par le Dr Camelot, chef des travaux anatomiques) (2).

Femme multipare, 65 ans, dont le passé pathologique n'a pu être connu
de nous dans tous ses détails. Ce qui est certain pourtant, c'est que depuis
de longues années, elle était atteinte de métrorragies, et depuis un an, il
s'y est ajouté un écoulement continu d'une extrême fétidité.

En même temps, son état général était devenu fort grave : elle était absolument cachectique quand elle vint consulter M. Duret qui, songeant à un
fibrome dégénéré, lui proposa et pratiqua comme grave mais ultime res
source l'*hystérectomie abdominale*.

Le ventre ouvert, la malade étant placée dans la position inclinée, le fond
de l'utérus apparaît immédiatement, remontant à quatre travers de doigt
au-dessus du pubis. La surface est congestionnée, d'un gris sale par place ;
une pince placée sur la paroi antérieure la déchire à la moindre traction,
et ouvre la cavité d'où s'échappe une sanie grisâtre fétide. La vessie est
soulevée par un fibrome gros comme une orange. Malgré quelques difficultés, inhérentes à la grande friabilité de l'organe l'hytérectomie totale

---

(1) La malade a été revue en juillet 1898. Elle est bien portante, il n'y a pas
trace de récidive.
(2) Camelot. *Sem. gyn.*, 1898, p. 285 et 405, et *Journal sc. médic. de Lille*, 1898,
t. II, p. 420.

est pratiquée sans suture consécutive du vagin. La malade ne s'est pas relevée du *schock* opératoire et a succombé le deuxième jour.

Examen des pièces. — L'utérus gros à peu près comme les deux poings présente sur sa partie antérieure, au niveau de la moitié inférieure du corps, une saillie arrondie, du volume d'une orange, d'une consistance fibromateuse. Les deux cornes utérines sont également hypertrophiées, mais leur consistance est plus molle. A la surface de l'organe on trouve quelques petits fibromes sous-séreux.

Une section longitudinale de la paroi postérieure montre un épaississement considérable, qui atteint 3 centimètres et demi vers le fond de l'utérus. Sur la face muqueuse de la paroi antérieure, immédiatement au-dessus de l'isthme, fait saillie le gros fibrome qu'on apercevait au-dessus de la vessie. Sur cette même paroi, mais près du fond, on trouve 3 fibromes pédiculés, sous-muqueux, gros comme une petite noix. Mais ce qui est particulièrement intéressant, c'est l'existence au fond de la cavité utérine de productions villeuses, saillantes, de nature manifestement cancéreuse. C'est cette dégénérescence de la muqueuse qui, ayant gagné les parois de l'organe, leur donne l'épaisseur que nous avons signalée. Elle a envahi principalement la paroi postérieure ; la paroi antérieure, presque entièrement occupée par les fibromes, est respectée sauf dans son tiers supérieur. La muqueuse qui recouvre le gros fibrome est épaissie, tomenteuse, enflammée, mais non cancéreuse. Au contraire sur l'un des petits fibromes sous-muqueux, elle a subi la transformation épithéliomateuse au même degré que la muqueuse qui l'entoure. Mais chose remarquable, au lieu de s'infiltrer dans la profondeur, la dégénérescence reste ici bien limitée à la muqueuse et respecte le noyau fibromateux dont la coque est nette, et qui reste facilement énucléable. De même, on trouve au sein de la grosse masse cancéreuse deux noyaux fibreux dont le diamètre atteint 1 centimètre et demi : ils tranchent nettement encore sur le tissu ramolli et grisâtre du cancer qui les a respectés.

Le col utérin est absolument sain.

Obs. LXV (1890). — Martin. — *Epithélioma de la muqueuse utérine. — Fibrome interstitiel du fond de l'utérus. — Hystérectomie vaginale. — Guérison* (1).

Mme X..., 39 ans, entrée à ma clinique privée en mai 1897.

---

(1) Martin. Pronostic des tumeurs fibreuses de l'utérus. *Normandie médicale*, 1897, p. 407, n° 18, 19, 20 et 21. L'obs. se trouve p. 461.

Antécédents héréditaires. — Père vivant bien portant. Mère morte de tumeur abdominale avec hydropisie à l'âge de 58 ans.

Antécédents personnels. — Jamais de maladie anterieure.

Réglée à 14 ans, d'abord irrégulièrement avec suppression des règles pendant quelques mois, puis régulièrement.

4 accouchements normaux et suites de couches physiologiques. Jamais de fausse couche. — Le dernier accouchement date de 12 ans.

Jusqu'en janvier 1895, Mme X. n'a jamais rien de particulier du côté de ses règles. Elle ne souffre pas. Elle ne perd pas en blanc. Ses règles ont toujours été abondantes, même lorsqu'elle était jeune fille, mais elle n'a jamais eu de grande hémorragie.

En 1895, elle voit ses règles disparaître pendant trois mois, sans être enceinte ; puis à cette aménorrhée succèdent des pertes qui, d'avril en juin 1896, persistent sans interruption. Tous les jours la malade perd du sang, peu abondamment, mais d'une façon continue. C'est du sang bien rouge. Enfin, après ces trois mois de pertes revient une nouvelle période d'aménorrhée absolue qui dure deux mois, et ce n'est qu'en septembre 1896 que le sang rouge réapparaît de nouveau sous forme d'un suintement continuel, plus ou moins rouge, qui dure jusqu'au moment où nous voyons la malade. Jamais de douleurs abdominales, jamais de douleurs lombaires.

Pas d'amaigrissement. — Appétit conservé. A l'examen de la malade, le 9 avril, je sens que l'utérus est un peu augmenté de volume, mais qu'il est mou à la palpation et en rétroversion peu réductible. Les pertes sanguines que je constate sont fétides. Le col utérin a son aspect normal. L'hystéromètre ne donne que 7 centimétres à la mensuration de la cavité utérine ; mais celle-ci est irrégulière et je ne crois pas en avoir atteint le fond. J'enlève à la curette quelques lambeaux de muqueuse qui seront examinés au microscope, parce que je soupçonne qu'il s'agit d'épithélioma du corps de l'utérus.

Ces fragments sont examinés par le Dr Nicolle qui affirme qu'il s'agit bien d'épithélioma.

Opération. — *Hystérectomie vaginale* le 3 mai, suivant le procédé de Doyen.

Avant d'amener l'utérus à la vulve, je diagnostique la présence d'un fibrome du volume d'une noix sur le fond de l'utérus et en arrière ; je constate également que le tissu utérin très friable se déchire facilement sous les pinces à griffes qui l'abaissent — (particularité qui, à mon avis, confirme le diagnostic de dégénérescence maligne de l'utérus). — Je n'insiste pas sur le manuel opératoire décrit partout et dont j'ai donné un aperçu. Qu'il me suffise de dire qu'au total six pinces à demeure furent laissées dans le vagin pour assurer l'hémostase. L'opération n'a duré qu'une demi-heure environ.

Examen des pièces. — La muqueuse et le tissu musculaire sont profondément altérés ; il s'agit, suivant l'avis de M. le Dr Loufait, d'épithélioma de la muqueuse. — A la coupe, on retrouve sur le fond de l'utérus le petit fibrome interstitiel perçu au cours de l'opération.

Le malade présente le 3e et 4e jours après l'opération quelques signes de légère infection, attribuables à l'absence de curettage désinfectant antéopératoire. — Elle sort guérie le 26 mai. Un mois après état général et local excellents.

Obs. LXVI. — Lauwers (1897). — *Myomes multiples de l'utérus. — Cancer du corps de l'utérus. — Hystérectomie vaginale. — Guérison* (1).

Pélagie D..., âgée de 60 ans, se plaint depuis trois mois de métrorragies survenant à des époques irrégulières et de pertes fétides dans l'intervalle. Elle a le teint profondément cachectique.

A l'exploration, je découvre un col intact ; le corps de l'utérus est notablement augmenté de volume ; la sonde se meut librement de droite à gauche dans la cavité utérine, en grattant sur une surface irrégulière, anfractueuse et saignante.

L'examen microscopique d'un fragment de la muqueuse utérine permet de poser le diagnostic : cancer du corps de l'utérus.

Je pratiquai l'*hystérectomie vaginale*. L'opération fut difficile à cause du volume de l'utérus et de la friabilité des parois du segment supérieur du col.

Suites normales. — La malade est partie guérie le 16e jour après l'opération.

L'utérus excisé présente deux lésions essentielles distinctes : un cancer très avancé de la muqueuse utérine et des myomes multiples dont un sousmuqueux en voie de gangrène.

Obs. LXVII. — Lauwers (1897). — *Myomes et cancer du corps de l'utérus. — Hystérectomie supra-vaginale et à quinze jours d'intervalle ablation du col utérin par voie vaginale. — Guérison* (2).

Mme M..., 42 ans, mariée, stérile, accusait depuis plusieurs mois des pertes sanguines très irrégulières, très abondantes, se continuant parfois pendant 6 ou 8 semaines sans interruption.

---

(1) *Soc. belge gyn. et obst.*, 1897.
(2) *Soc. belge gyn. et obst.*, 19 fév. 1898 ; — *Sem. gyn.*, 1898, p. 126.

A l'examen bimanuel, je constatai que le corps de l'utérus peu mobile avait le volume d'un gros poing d'adulte. Col intact.

Au moment de l'opération, qui eut lieu le 3 février 1897, je donnai la préférence à la voie abdominale, moins à cause du volume de l'utérus, qu'à cause du peu de mobilité de l'organe et de l'étroitesse du canal vaginal.

Je pratiquai l'amputation supra-vaginale de l'utérus par le procédé intra-péritonéal que j'ai déjà eu l'occasion de décrire.

La paroi utérine renfermait des myomes multiples, de petit volume, et la muqueuse de l'organe servait de point d'attache à un volumineux bouquet de bourgeons charnus, qui remplissaient la cavité de la matrice, et dont l'examen microscopique révéla la structure cancéreuse.

L'ovaire droit qui était transformé en un amas de papillomes cancéreux, développés vers l'intérieur du ligament large correspondant, fut enlevé dans la même séance.

Quant au col, bien qu'il fût intact en apparence, je l'enlevai aisément 15 jours plus tard, c'est-à-dire le 17 février 1897.

Cette opérée est bien portante jusqu'à ce jour.

Obs. LXVIII. — Jacobs (1897). — *Fibrome et cancer du corps de l'utérus — Hystérectomie sus-vaginale. — Guérison* (1).

Y..., 57 ans, nullipare, *virgo intacta*. Souffrante depuis quelques mois. Métrorragies profuses alors que la ménopause est établie depuis l'âge de 48 ans.

Douleurs continues dans le bas-ventre. Toucher vaginal impossible. Par le toucher rectal, on perçoit un gros fibrome sous-péritonéal longuement pédiculé. Le col semble normal. Rien aux annexes.

Opération le 17 février 1897. *Ablation sus-vaginale.* Utérus assez volumineux portant implanté sur sa face postérieure un gros fibrome, atteint de dégénérescence calcaire. Nous bornons l'opération à l'amputation sus-vaginale à cause de l'impossibilité de désinfection du vagin chez une *virgo intacta*. Aucun ganglion dans les ligaments larges. Annexes saines. Terminaison sans drainage, le col est suturé et recouvert de péritoine. En disséquant la pièce, nous nous apercevons que la muqueuse utérine corporéale est atteinte de dégénérescence cancéreuse avancée.

Guérison opératoire. La santé est encore excellente en décembre 1897.

---

(1) *Bull. de la Soc. belge de gyn. et obst.*, 1897, p. 131, et *Sem. gyn.*, 1898, p. 101.

Obs. LVIX.—Jacobs (1897). — *Fibromes interstitiels multiples et cancer du corps. — Hystérectomie supra-vaginale* (1).

M. Jacobs présente une pièce qui vient confirmer les craintes qu'il a déjà émises du danger que peuvent présenter les fibromes utérins. Voici l'observation résumée de la malade.

Femme de 53 ans, nullipare, célibataire, en ménopause depuis 4 ans ; il y a 2 ans, prurit vulvaire intense pendant plusieurs mois, aujourd'hui atrophie des organes génitaux externes rendait impossible l'examen vaginal. Depuis plusieurs mois, douleurs paroxystiques dans la cavité pelvienne avec pertes légèrement sanguinolentes, peu abondantes, inodores.

Constipation, amaigrissement et affaiblissement général par le toucher rectal. On sent au-dessus du fond de l'utérus hypertrophié une petite tumeur dure, douloureuse, et dans les parois de l'utérus des noyaux fibreux.

Hystérectomie abdominale supra-vaginale en abandonnant dans l'abdomen la portion vaginale recouverte de lambeaux de péritoine. L'examen histologique montra, par la suite, que la muqueuse altérée était le siège d'un épithélioma.

Obs. LXX. — Demons (1898). — *Fibrome et cancer du corps. — Hystérectomie vaginale impossible. — Hystérectomie abdominale totale. — Guérison* (2).

Aug. C..., 63 ans, entre dans le service de M. le Pr Demons le 28 avril 1898, pour des pertes hémorragiques peu abondantes, mais continues depuis un an environ.

Pas d'antécédents morbides héréditaires.

Réglée à 14 ans ; à 56 ans ménopause.

Règles toujours normales, sauf pendant les 5 dernières années, de 50 à 55 ans, où elles sont devenues un peu irrégulières. 4 grossesses, dont 3 fausses couches.

Pendant 6 ans, pas de trouble fonctionnel, ni de douleur.

L'année dernière, hémorragies très abondantes qui durent un mois. Dans la suite, à des époques très irrégulières, la malade a eu des suintements sanguins plutôt que de vraies hémorragies sans aucune fétidité.

Elle ressent de plus quelques douleurs lombaires.

---

(1) *Bull. Soc. belge gyn. et obst.*, 1897, p. 131 et *Sem. gyn.*, 1898, p. 102.
(2) De Boucaud. *Thèse*, Bordeaux, 1898, p. 65.

Son état général est excellent, elle n'a ni maigri ni perdu ses forces.

Le palper abdominal est gêné par la surcharge graisseuse de la paroi et ne fournit aucun renseignement : la pression au-dessus du pubis n'est pas douloureuse. Le vagin est légèrement ramolli. Le col est situé très haut et un peu à droite de la ligne médiane. Il est un peu entr'ouvert, tout petit et libre sur tout son pourtour.

Les culs-de-sac antérieur et latéraux sont libres, mais on sent bomber dans le cul-de-sac postérieur une masse très dure, de forme régulière, qui soulève la paroi recto-vaginale. Elle fait corps avec l'utérus qui, dans son ensemble, ne paraît pas fixé.

L'hystérométrie donne 12 centimètres. L'examen des différents appareils reste négatif. Il existe dans les urines de légères traces d'albumine.

Diagnostic. — Fibrome utérin en dégénérescence sarcomateuse ou cancer du corps.

Opération le 21 avril 1898 (Pr Demons). — *Hystérectomie vaginale,* — Incision circulaire du col ; dissection de l'utérus au niveau du cul-de-sac antérieur et postérieur jusqu'au péritoine. Incision médiane de Doyen. L'utérus, attiré avec des pinces de Museux, reste solidement fixé et ne descend pas. Il est impossible de le faire basculer. Sur-le-champ, laparotomie ; on enlève l'utérus et les annexes par une *hystérectomie abdominale totale.* Le corps est volumineux. Tout le fond de la cavité utérine est rempli par une masse bourgeonnante d'aspect carcinomateux. Dans le segment inférieur de l'utérus est développé un fibrome calcifié du volume d'une grosse orange. A son niveau, la muqueuse utérine ne présente pas à l'œil nu de lésions appréciables.

L'examen histologique, pratiqué par M. le Pr agrégé Sabrazès, a montré que les bourgeons cancéreux du fond de l'organe étaient constitués par des tubes enchevêtrés d'épithélioma cylindrique. La paroi utérine est tapissée par un épithélium tubulé cylindrique à tubes atypiques (épithélium malin). La tumeur du segment inférieur de l'utérus est purement fibromateuse.

La malade guérit.

Obs. LXXI. — Ricard (1898). — *Polype et cancer latent du corps de l'utérus.* — *Hystérectomie vaginale* (1).

Femme de 58 ans, entre en janvier 1898 à l'hôpital Dubois, dans le service du Dr Ricard.

---

(1) *Bulletins de la Société anatomique de Paris,* 1898, p. 181. Obs. recueillie par MM. Merklen et Ricard, internes des hôpitaux.

Opérée un an avant d'un polype utérin facilement extrait ; avait à cette époque des métrorragies abondantes.

Les pertes ne cèdent pas ; l'état général reste bon. A l'examen, l'utérus est petit, indoloré. Le col est sain. On croit à des végétations polypiformes et on fait un curettage.

Après le curettage, en introduisant l'hystéromètre on fait une perforation. Plus tard, l'utérus expulse uue petite masse qui est reconnue épithéliale par M. Ménétrier. Dès lors, l'ablation totale est décidée ; l'utérus est enlevé par la voie vaginale, en raison de son petit volume.

Os. LXXII. — Faucon (1898). — *Fibromes interstitiels et cancer du corps de l'utérus. — Hystérectomie abdominale totale. — Mort* (Observation personnelle et inédite).

Mlle B..., 56 ans, cuisinière, sans antécédents morbides personnels ou héréditaires ; réglée à 16 ans, toujours d'une façon régulière. Ménopause à 49 ans. Pas d'enfants.

Femme douée d'un embonpoint marqué, teint jamais coloré, à l'heure actuelle pâle, un peu jaunâtre. Depuis quelques années, marche pénible à cause d'essoufflement rapide. Depuis la même époque mange moins bien, est habituellement constipée. Miction fréquente. Ni sucre, ni albumine.

Depuis 8 mois, souffre de temps en temps dans le bas-ventre, voit reparaître ses règles d'une façon régulière au point de vue de la périodicité. L'écoulement sanguin abondant dure tantôt 3 ou 4 jours, tantôt même pendant une dizaine de jours. Dans l'intervalle, écoulement vaginal leucorrhéique qui depuis 3 mois a pris une odeur désagréable.

Examen. — Palpation abdominale : à travers la paroi qui est surchargée de graisse, on sent une masse globuleuse remontant jusqu'à trois travers de doigt au-dessus du pubis, mobile, douloureuse à la pression, de consistance dure, régulière.

Au toucher vaginal, col petit, en avant duquel on sent deux petits fibromes. Utérus fibromateux du volume d'une tête de fœtus. Rien dans les culs-de-sac.

Spéculum. — Col de nullipare ne présentant rien de spécial à noter. A travers l'orifice, on voit sourdre un liquide épais, noirâtre et odorant.

Diagnostic. — Fibrome suppuré ou en voie de dégénérescence.

Opération. — *Hystérectomie abdominale totale* le 23 avril 1898. Laparotomie. Section des ligaments larges entre 2 pinces clamps ; dissection d'un lambeau péritonéal antérieur et postérieur. Pincement et ligature des artères utérines ; section du vagin à son insertion au pourtour du col ; suture de la brèche vaginale et des lambeaux péritonéaux. Opération facile, durée 55 minutes.

Suites opératoires. — La température n'atteint pas 37°,5 et le pouls ne dépasse pas 88, pendant les 4 jours qui suivent l'opération.

Aucun phénomène abdominal. La malade est purgée le 25 avril et des selles normales sont obtenues.

Le 26, légère observation thermique, le matin 37°,8, le soir 37°,9. Le pouls reste à 92 pendant toute la journée. La nuit est moins bonne, il y a un peu d'insomnie avec rêves.

Le 27 au matin, langue un peu saburrale. T. 37°,8. P. 92.

Brusquement, vers 4 heures de l'après-midi, l'opérée est prise de phénomènes aigus de congestion pulmonaire : dyspnée, refroidissement, lèvres cyanosées, pouls petit, filiforme et succombe à 8 heures en pleine connaissance malgré une médication appropriée.

Examen des pièces. — Utérus fibromateux. Gros fibrome de la paroi antérieure de l'utérus du volume d'une tête de fœtus, petits fibromes sous-péritonéaux du segment inférieur. Col petit de vierge.

A l'ouverture, cancer du corps limité à la muqueuse du fond reconnue à l'examen *histologique* fait par M. le Pr Augier.

Obs. LXXIII. — Becmann. — *Fibromyome de l'utérus ; hystérectomie vaginale. — Il y a de plus adéno-carcinome de l'utérus et kyste végétant d'un ovaire* (1).

Femme de 41 ans, chez laquelle on a diagnostiqué un fibromyome.

On fait l'*hystérectomie vaginale* par morcellement et on enlève l'utérus qui en plus des myomes présente un adéno-carcinome, en même temps un des ovaires est kystique et de plus présente la même dégénérescence maligne que l'utérus. L'auteur pense que le cancer utérin a secondairement envahi l'ovaire, si le diagnostic de néoplasme malin avait été fait, il n'aurait pas fait le morcellement de la tumeur, de crainte de réinoculation, mais il aurait fait une hystérectomie abdominale.

Obs. LXXIV. — M. Doléris (1899). — *Fibromes multiples et cancer du corps de l'utérus. — Hystérectomie vaginale. — Mort par appendicite avec perforation* (2).

Femme de 50 ans, d'aspect débile, facies pâle, muqueuses décolorées, fort nerveuse et amaigrie.

---

(1) *Soc. d'acc. et gyn. de Saint-Pétersb.*, 1898, in *Ann. de gyn. franç.*, janv. 1899, p. 64.

(2) Doléris. *Sem. méd.*, 1899.

Père mort jeune probablement de tuberculose pulmonaire, mère morte de maladie de cœur.

Antécédents morbides personnels nuls, sauf une fièvre typhoïde à l'âge de 11 ans.

Mariée à 24 ans, fausse couche à 26 ans avec suites assez mauvaises.

Accouchement normal à 27 ans d'une fille vivante et bien portante.

Depuis, menstruation régulière, durant 3 jours, sans douleur, ni malaise, un peu plus abondante dans ces dernières années.

Il y a 1 an, pertes sanguines, incessantes, abondantes, mais sans phénomènes douloureux. Il y a 5 ou 6 mois apparaissent pour la première fois des douleurs vives et intermittentes, siégeant dans le bas-ventre, sans localisation précise sous forme de coliques, avec irradiations vers la racine des cuisses, quelquefois réveillent la malade et empêchent le sommeil.

Vers cette époque l'état général s'altère, les digestions deviennent pénibles, l'appétit languit, l'amaigrissement fait des progrès.

Vers la mi-janvier les pertes sanguines font place à une abondante suppuration jaunâtre, sans fétidité. L'examen révèle une vaginite. Le col utérin est petit et d'apparence normale.

L'utérus est volumineux, peu mobile.

Toutes ces manœuvres sont péniblement supportées.

A l'hystéromètre on mesure 10 centimètres.

Les annexes n'offrent rien de spécial.

On hésite entre endométrite, fibrome suppuré et cancer. Cependant l'émaciation, l'état général, la transformation d'une perte sanguine en pyorrhée font pencher le diagnostic vers l'idée de cancer.

On traite la vaginite pendant 4 ou 5 jours, puis on dilate la matrice avec la laminaire, on explore la cavité utérine. Avec une fine curette on ramène quelques débris ayant l'aspect néoplasique et malin.

L'examen histologique y fait reconnaître des cellules épithélioïdes.

La malade est tenue 20 jours en observation et pendant ce temps on aseptise le vagin et l'utérus.

Jamais l'attention ne fut attirée du côté de l'intestin.

Opération en mars 1899. L'opération est pénible.

Il est impossible d'extraire l'utérus en bloc et sans l'ouvrir par la voie vaginale. L'étroitesse du vagin et sa rigidité rendaient déjà l'opération délicate ; ensuite l'abaissement de l'utérus même hémisectionné paraissait impossible à un certain moment. Le morcellement fut nécessaire, et cela en raison de nodules fibromateux développés dans le ligament large du côté droit et dans l'épaisseur de la paroi utérine.

Une fois ces nodules énucléés l'opération devint assez aisée et se termina par l'ablation complète des annexes des deux côtés. On fit une hémostase soigneuse, assurée par cinq pinces ; on lava le vagin, on le tamponna à la gaze iodoformée.

L'examen des pièces montra l'existence de quelques autres noyaux fibromateux dans la paroi de la matrice. Le poids des fragments était environ de 300 grammes. La muqueuse utérine, épaissie, était molle, grisâtre, dégénérée sur la paroi postérieure, vers le fond. Il s'en détachait une petite masse polypeuse en voie de sphacèle.

Les annexes étaient saines et longuement pédiculées.

On enlève les pinces le troisième jour, l'état général est assez satisfaisant ; le cinquième jour on remplace la gaze iodoformée qui n'est pas souillée.

Le cinquième jour le pouls qui est d'ailleurs toujours un peu fréquent, augmente de fréquence, les vomissements des premiers jours réapparaissent. Il y a un peu de ballonnement du ventre mais sans douleur.

La malade succombe dans la nuit du sixième au septième jour n'ayant guère présenté comme phénomène inquiétant que la fréquence et la petitesse du pouls.

M. Doléris croyait à une péritonite infectieuse limitée, il fut étonné de trouver à l'autopsie un péritoine pelvien absolument sain ; par contre toute la partie droite du petit intestin faisait gâteau dans la fosse iliaque correspondante, les anses y étaient agglutinés par des exsudats purulents. L'appendite cæcal cause de tout le mal est au milieu d'un foyer suppuré.

Il est épaissi, induré, violacé, recouvert de plaques grisâtres sphacélés ; à l'ouverture sa paroi est indurée, sphacélée par places ; près de son extrémité se trouve une perforation qui mène dans le foyer purulent principal.

III. — Observations ne rentrant pas dans les deux groupes précédents.

Obs. LXXV. — Duret (1896). — *Volumineux fibrome de l'utérus. — Cancer de l'isthme. — Hystérectomie abdominale totale. — Mort* (Observation personnelle).

Mme X..., âgée de 50 ans, portait depuis plusieurs années un volumineux fibrome utérin.

La tumeur remontait largement au-dessus de l'ombilic, était dure, d'une consistance uniforme et occupait la paroi de l'utérus devenu énorme.

Elle donnait lieu à des métrorragies abondantes qui épuisaient la malade. Pendant 3 à 4 ans, M. Duret put suivre son développement, mais la malade ne voulut pas se décider à l'intervention, qui, du reste, en raison du volume et de la situation de la tumeur, présentait une notable gravité.

Lorsque la malade revint le voir la dernière fois en mars 1896, il fut surpris de voir combien elle était changée.

C'était autrefois une femme grasse et très vigoureuse. Elle était maintenant amaigrie, affaiblie et présentait un teint jaunâtre contrastant avec son teint coloré d'autrefois.

Elle accusait d'ailleurs elle-même un profond épuisement et avait de fréquents essoufflements

Comme elle souffrait beaucoup, et qu'elle perdait continuellement soit du
sang pur, soit un liquide sanguinolent, elle demandait maintenant d'être
délivrée par l'opération.

A l'examen l'abdomen était toujours distendu par une tumeur volumineuse
dont les caractères étaient restés ceux que nous avons décrits plus haut.

Le col utérin n'offrait absolument aucune lésion soit au toucher, soit au spéculum. On constatait simplement qu'il était plus volumineux et assez ferme.

M. le Pr Duret se décide à intervenir, après avoir fait des réserves bien
justifiées.

L'*hystérectomie abdominale totale* est pratiquée le 3 avril 1896.

Quoique laborieuse à cause du volume des fibromes et l'enclavement de
quelques-uns d'entre eux dans le bassin, l'hystérectomie fut faite rapidement
et sans incidents.

Malheureusement la malade ne tarda pas à succomber à la suite d'une
syncope, qui survint lorsqu'elle eût été reportée dans son lit.

La tumeur enlevée dépassait le volume d'une grosse citrouille prise dans
son ensemble, elle était constituée par un grand nombre de fibromyomes.
Une sonde cannelée introduite dans la cavité utérine pénétrait de vingt centimètres. On fendit les parois utérines très hypertrophiées, mesurant 3 centimètres d'épaisseur en moyenne.

Le fibrome principal occupait la paroi postérieure et le fond de l'utérus,
il était dur, blanchâtre, et n'était à la coupe le siège d'aucune dégénérescence.

Mais ce qui attira principalement l'attention, ce fut une dégénérescence
de la paroi utérine limitée *uniquement à l'isthme*, dégénérescence de nature cancéreuse. La portion vaginale du col était absolument intacte, quoique
très grosse, ayant le volume de 3 doigts ; la cavité cervicale très dilatée
était saine dans les trois quarts de la partie inférieure. C'est au quart supérieur que commençait la dégénérescence, elle occupait l'isthme très dilaté
et remontait dans la cavité du corps jusqu'à une hauteur de 4 à 5 centimètres. Il y avait là une ulcération cancéreuse, couverte de végétations
friables, décoloration blanc verdâtre ; tout le tissu tranchait sur la teinte
blanche, fibreuse du reste de l'utérus et du fibrome ; le parenchyme utérin
paraissait envahi dans une profondeur de 1 centimètre environ, à peu près
également dans la région indiquée.

L'*examen histologique* a vérifié la nature épithéliomateuse de cette dégénérescence.

Il s'agissait donc manifestement, dans ce cas, d'un cancer de l'isthme venant compliquer de volumineux fibromes de l'utérus.

Obs. LXXVI. — Lanelongue (1897, date probable). — *Cancer du col* (lèvre
antérieure). — *Fibrome du col* (lèvre postérieure). — *Hystérectomie va-*

ginale. — *Guérison* (Recueillie par M. de Boucaud, interne des hôpitaux) (1).

Jeanne D..., 38 ans, journalière, entre à l'hôpital pour pertes blanches depuis 3 mois.

Antécédents morbides héréditaires ou personnels nuls.

Réglée à 12 ans, toujours mal réglée. Elle perdait pendant 1, 2, 3 jours, jamais plus, mais 1, 2 et même 3 fois dans le même mois très abondamment et sans douleur.

4 grossesses : à 21, 25, 26, 28 ans, dont 3 gémellaires, terminées par des accouchements normaux avec suites de couches physiologiques.

Actuellement elle est réglée plus régulièrement qu'autrefois, ne souffre pas davantage mais a, depuis 3 à 4 mois, des pertes blanches souvent sanguinolentes, très abondantes, d'une fétidité très accusée et empesant le linge.

État général laisse à désirer ; dit avoir maigri et perdu ses forces.

Examen. — Ventre souple, non augmenté de volume, non douloureux ; on détermine mal le fond de l'utérus. Le col utérin en position normale est très augmenté de volume. A gauche, il est largement déchiré jusqu'à l'insertion vaginale.

La lèvre antérieure n'existe plus avec ses caractères normaux, mais est remplacée par une masse fongueuse, bourgeonnante, friable sous le doigt et implantée sur une base dure. La lèvre postérieure, également volumineuse, est lisse, régulière, dans toute sa surface. L'ulcération du col est limitée et les parois vaginales sont absolument intactes.

Le corps utérin paraît un peu augmenté de volume, sa forme est régulière, sa mobilité est parfaite. Le cathétérisme utérin donne 8 centimètres.

Opération. — *Hystérectomie vaginale.* — Procédé habituel. Incision de Doyen. Difficulté de faire basculer l'utérus bridé par des annexes qui, des deux côtés, sont kystiques. A gauche, en particulier, il y a un kyste volumineux qui doit être rompu pour faciliter l'extraction vaginale. Les annexes sectionnées, l'utérus est encore retenu au niveau de sa lèvre postérieure très augmentée de volume : il existe là des adhérences très solides que l'on libère.

L'utérus enlevé on constate dans l'épaisseur de la lèvre postérieure un fibrome.

Suites opératoires parfaites, la malade sort un mois après, guérie.

Examen macroscopique des pièces. — L'utérus se présente sous la forme d'une masse volumineuse qui mesure en longueur 10 centimètres dans l'axe du canal utérin, en largeur 7 centimètres au niveau du fond de l'utérus, en

---

(1) De Boucaud. *Thèse*, Bordeaux, p. 57.

Verstraete.

9

épaisseur 5 centimètres. Le corps utérin a conservé sa forme et son aspect normaux. Le segment inférieur de l'utérus, au contraire, présente des déformations importantes. Le col utérin est remplacé par une masse volumineuse dont l'ensemble est plus gros que le corps lui-même. Au centre du col, on voit un orifice irrégulier, anfractueux, un peu masqué par des masses bourgeonnantes, qui est l'orifice externe. La lèvre antérieure fait au-dessus de la face antérieure du corps de l'utérus une saillie de 3 centimètres ; elle est transformée en un volumineux chou-fleur exubérant, du volume d'une grosse noix verte, qui s'étend jusqu'au niveau d'un plan transversal passant par les commissures. Ces bourgeons friables sont limités à leur périphérie par une zone indurée non ulcérée, qui établit une séparation bien nette entre la tumeur d'une part, la face antérieure de l'isthme, et les parties latérales, d'autre part.

Sur une coupe médiane antéro-postérieure le tissu apparaît comme blanchâtre, d'une consistance très ferme et se continue avec ces mêmes caractères sur une profondeur de 3 à 3 centimètres et demi.

La lèvre postérieure un peu plus grosse que l'antérieure est régulière, lisse, dure, élastique et de coloration normale. En arrière d'elle la portion supravaginale du col a le volume d'une pomme. En sectionnant cette lèvre, fait saillie une tumeur du volume d'une orange, ayant 7 centimètres de diamètre et qui a la coupe présente l'aspect typique du fibromyome. Elle est isolée du reste du tissu utérin par une épaisseur d'un demi-centimètre de tissu lamellaire. Corps utérin normal.

Ouverte, la cavité utérine mesure 8 centimètres dans sa longueur. La muqueuse de l'isthme est souple mais augmentée de volume, elle présente une disposition très comparable à celle des villosités intestinales. La paroi utérine présente une épaisseur de 2 à 3 centimètres.

Annexes. — Trompes augmentées de volume. Ovaires scléro-kystiques. Kyste de l'ovaire gauche de la grosseur d'une pomme dont on retrouve la paroi déchirée au cours de l'intervention.

Donc cancer du col, fibrome du col et lésions annexielles.

Obs. LXXVII. — Lauwers (1890). — *Myomes interstitiels multiples et cancer de la muqueuse utérine. — Hystérectomie abdomino-vaginale. — Guérison* (1).

Femme de 38 ans, mariée, stérile, accuse des pertes de sang très abondantes et presque continues depuis plusieurs mois. Utérus fort volumineux, peu mobile. Le corps de l'utérus fut enlevé par le ventre, et le col, 15 jours plus tard par le vagin.

____

(1) *Soc. belge gyn. et obst.*, 1897.

TABLEAUX

Nous avons dressé deux tableaux :

Le premier contient les cas anciens de coexistence de fibrome et cancer de l'utérus, qui ont été des découvertes d'autopsies et quelques cas récents jugés inopérables.

Le second comprend les cas de coexistence de fibrome et cancer de l'utérus qui ont donné lieu à une intervention opératoire. Ce second tableau comprend trois subdivisions :

1° Fibrome du corps et cancer du col ;

2° Fibrome et cancer du corps ;

3° Variétés ne rentrant pas dans les deux précédentes et cas pour lesquels les détails anatomiques sont insuffisants.

Nota. — Nous n'avons pu, faute d'indications, faire entrer dans nos tableaux un certain nombre de cas ; tels sont ceux de Richelot, Freund, Doyen, etc.

Notre tableau tient lieu d'*index bibliographique*.

Au surplus les nombreuses et précises indications données au cours de notre travail permettent de se reporter facilement aux sources où nous avons puisé.

N°ˢ	DATE	AUTEUR	BIBLIOGRAPHIE	AGE	VARIÉTÉS ANATOMIQUES	VIE GÉNITALE
1	1828	Robert.	*Soc. Anat. de Paris*, 1828, p. 155.	»	Fibromes multiples du corps, cancer du col.	»
2	1833	Boivin et Duguès.	*Thèse* de Ricard, Paris (1885).	30	Polype pédiculé opéré, 6 ans plus tard, cancer utérin.	3 grossesses.
3	1840	Dumas.	*Bull. Ac. de Médecine*, 1840, p. 285.	»	Fibrome de paroi post. et cancer utérin.	»
4	1847	Courtin.	*Soc. Anat. de Paris*, 1847, p. 7.	»	Fibrome de paroi antérieure, cancer du col.	»
5	1851	Lebert.	Physiol. pathol., t. II, p. 342.	56	Fibromes interstitiels et cancer du col.	»
6	1851	Leflaive.	*Soc. Anat. de Paris*, 1851, p. 187.	45	Fibr. interst., cancer col propagé au corps.	Perte à 26 ans
7	1855	Perret.	*Soc. Anat. de Paris*, 1855, p. 14, et *Th.* Pichot (1876).	52	Fibrome et *cancer du corps.*	Réglée à 12 ans.
8	1856	Cruveilhier.	Traité d'anat. pathol., t. III, p. 693.	»	Fibrome et *cancer du corps.*	»
9	1867	Casaubon.	*Soc. Anat. de Paris*, 1867, p. 213 et *Th.* de Boucaud (Bord., 1898, p. 61).	50	Corps fibro-musculaire interstitiel de l'utérus, cancer du col.	»
10	1871	Laffitte.	*Soc. Anat. de Paris*, 1871, p. 228.	»	Fibrome du corps et cancer du col.	»
11	1876	Benporath et Liebman.	Traité clin. des mal. des femmes.	48	Fibrome interstitiel et cancer du col, peut-être secondaire à cancer vaginal.	Plusieurs avortements.
12	1872	Puech.	Courty. Traité des maladies des femmes, p. 933.	»	Fibroïde du corps et cancer du col.	»
13	1880	Broussin.	*Société anatomique*, Paris, 1880, p. 271.	»	Corps fibreux utérin et *cancer ulcéreux du corps.*	»
14	1881	Nicaise (Tissier).	*Gaz. hôp.*, p. 1017 (1881) ; *Soc. anat.* Paris, 1881, p. 227 ; *Thèse* de Boucaud et *Thèse* Bourgeois.	54	Fibrome corps, cancer du col.	Réglée à 12 ans, grossesse à 37 ans, ménop. à 52 ans
15	1882	Maslowsky.	*Édimb. med. journ.*, 1882, t. XXVII, p. 588-594.	78	Corps fibreux multiples, *adénome malin du corps.*	»
16	Id.	Id.	Id.	40	Polype fibreux opéré, cancer du col (cervical).	6 grossesses.
17	1884	Ricard.	*Thèse* Paris (1885).	50	Polype fibreux, cancer cervical.	»
18	Id.	Id.	Id.	»	Fibrome, cancer col.	»
19	1880	Lawson Tait.	Traité clinique des maladies des femmes (1891).	43	Myome pour lequel on fait une castrat., plus tard *cancer corps.*	Pas de gross.
20	1894	Martin.	*Normandie médicale*, 1897, p. 448.	35	Gros fibrome, cancer col (inopéré).	1 grossesse.
21	Id	Laroyenne.	*Thèse* Bourgeois. Lyon, 1897, p. 50.	43	Fibrome du corps et du col, épith. du col (cautérisation à la pâte de Canquoin).	»
22	1896	Laroyenne.	*Thèse* Bourgeois, page 51.	37 1/2	Fibrome du corps, épithélium col (curettage et cautérisation).	»
23	1897	Poncet.	Id. page 52.	46	Fibromes multiples sous péritoine, épithélium col (inopéré).	3 grossesses.

AUTEUR. — DATE	BIBLIOGRAPHIE	AGE	VIE GÉNITALE	OPÉRATION	RÉSULTATS	
					IMMÉDIAT	ÉLOIGNÉ
1. — Fibromyomes du corps et épithélioma du col.						
Fristch (1884).	*Arch. f. Gyn.*, 1884 et Secheyron (1887).	38	3 grossesses.	H. V.	G.	Bien portante en sept. 1886.
Péan (1886). Observation 24.	*Cliniques*, t. VI, p. 1379, Secheyron (1887), p. 751.	35	1 grossesse.	H. V.	G.	Pas de récidive 3 mois après.
Péan (1887). Observation 25.	*Cliniques*, t. VII, p. 1231, Secheyron (1887), p. 753.	46	2 grossesses.	H. V.	G.	1 mois après fistulette rectovag. qui guérit.
Péan (1888). Observation 26.	*Cliniques*, t. VIII.	50	»	H. V.	G.	Pas de récidive 3 mois après.
Wahrendorff (1897). Observation 27.	*Inaug. diss.*, Berlin (1887).	46	0 grossesse.	H. A. T.	† 3ᵉ jour.	»
Wahrendorff (1897). Observation 28.	Id.	40	»	H. A. T.	?	»
Samschin (1887). Observation 29.	*Arch. fur Gynck*, Berlin, 1889, t. III, p. 911.	40	2 grossesses.	H. V. A.	G.	»
Langer (1887). Observation 30.	*Soc. obst. et gyn.*, Berlin (1887), *Ann. de Gyn.* (1887), p. 214.	?	»	H. V.	G.	»
Pozzi (1888). Observation 31.	*Gaz., méd*, Paris, 1888, p. 319, *Ann. gynécol.*, 1888, p. 196.	50	9 gross., ménopausée à 48 ans.	H. V.	G.	»
Polaillon (1888).	*Soc. obst. et gyn. de Paris*, Texier, *Thèse*, Bordeaux, 1897.	»	»	H. V.	G.	»
Id. (1888). Observation 32.	*Soc. méd.* de Paris (12 mai 1888). *Union méd.*, 1888, t. J, p. 810.	49	»	H. V.	G.	»
Bouilly (1890). Observation 33.	*Ann. de Gynéc.*, 1891, p. 314, *Sem. méd.*, 1891, p. 132. Cong. chir., 91.	40	0 grossesse.	H. A. V.	G.	»
Ehrendorfer (1890). Observation 34.	*Arch. f. Gynek*, Berlin (1892).	46	1 grossesse.	H. V.	G.	1 an 1/2 après pas de récidive.
Krug (1890). Observation 35.	*Amer. Journ. ob. obst.* (1890).	47	3 grossesses.	H. V.	G.	»
Ehrendorfer (1891). Observation 36.	*Arch. f. Gynek.*, Berlin (1892).	46	2 grossesses.	H. A. T.	† 7ᵉ jour.	»
Péan (1891).	*Cliniques*, t. IX, ob., 1754.	»	»	H. V.	G.	»
Léonte (1892). Observation 37.	*Revue de chirurgie*, 1894, p. 461.	45	Multipare.	H. A. V.	G.	1 mois après état génér. et local excellent.

AUTEUR. — DATE	BIBLIOGRAPHIE	AGE	VIE GÉNITALE	OPÉRATION	RÉSULTATS	
					IMMÉDIAT	ÉLOIGNÉ
Lanelongue (1892). Observation 38.	De Boucaud. *Thèse,* Bordeaux (1898), p. 52.	56	1 grossesse.	H. V. imposs. H. A. T.	† 8e jour.	»
Duret (1894). Observation 39.	*Bull. de Soc. an. clin.* de Lille, 1894, p. 150.	50	»	H. V.	† 6e jour.	»
Devious (1897). Observation 40.	De Boucaud. *Thèse,* Bordeaux (1898), p. 53.	41	1 grossesse.	H. V.	G.	»
Jacobs (1898). Observation 41.	*Soc. belge, gyn. et obst.* (1898-1899). p. 166.	48	0 grossesse.	H. A. T.	G.	Bien portante 4 mois après.
Vitrac (1897). Observation 42.	De Boucaud. *Thèse,* Bordeaux (1898), p. 54.	40	3 grossesses.	H. V.	G.	»
J. de Vos. (1896). Observation 43.	*Ann. de inst.* Ste-Anne (mars 1896).	45	2 gross., dont 1 perte.	H. V.	G.	† 24 jours après dans marasme.
Jacobs (1897). Observation 44.	*Bull. soc. belge gyn. et obst.* (1897), p. 131.	31	3 grossesses.	H. A. T.	G.	Récidive 5 semaines après.
Backer	De Boucaud. *Th.,* Bord. (1898), p. 41.	»	»	H. A. T.	G.	»
Chavaunaz (1898). Observation 45.	*Gaz. hebd. sc. méd.,* Bord., p. 263. (*Soc. gyn.* Bord.). Inédite (1899).	57	3 gross. et 1 perte, ménop. à 50 ans.	H. A. T.	G.	»
Terrier (1898). Observation 46.	*Congrès ch.* (1898), p. 656. *Revue ch.* (1898), p. 1155. *Sem. gyn.* (1899), p. 22.	41	»	H. A. T.	† 4e jour hémor.	»

2. — Fibromyomes et cancer épithélial du corps.

AUTEUR. — DATE	BIBLIOGRAPHIE	AGE	VIE GÉNITALE	OPÉRATION	IMMÉDIAT	ÉLOIGNÉ
Wahrendorff (1887). Observation 47.	*Inaug. diss.,* Berlin (1887).	60	3 grossesses, ménopause à 50 ans.	H. A. sus V.	† périton.	»
Wahrendorff (1887). Observation 48.	Id.	62	3 grossesses, ménopause à 54 ans.	H. A. sus V.	† 3e jour.	»
Péan (1889). Observation 49.	*Clin. chir.,* t. VIII, p. 1339.	47	0 grossesse.	H. V.	G.	Meurt de pneumonie pend. convalesc.
Péan (1889). Observation 50.	*Cliniques,* t. VIII, p. 1320 et 1340.	50	0 grossesse, ménopause à 48 ans.	H. V.	G.	† 1 an après de cancer estomac.
Ehrendorfer (1890). Observation 51.	*Arch. f. Gynek.,* Berlin (1892).	51	0 grossesse.	H. A. sus V.	G.	»
Krug (1890). Observation 52.	*Amer. Journ. of. obst.* (1890).	57	»	H. V.	G.	»

| AUTEUR. — DATE | BIBLIOGRAPHIE | AGE | VIE GÉNITALE | OPÉRATION | RÉSULTATS | |
					IMMÉDIAT	ÉLOIGNÉ
Ehrendorfer (1890). Observation 53.	*Arch. f. Gynek.*, Berlin (1892).	53	1 avortement, ménopause à 50 ans.	H. A. sus V.	G.	† 4 mois après de récidive.
Weiss (1891-2). Observation 54.	*Revue méd. de l'Est*, 1892, p. 751.	53	Multipare, ménopause.	Curettée.	Refuse. H. V.	»
Guermonprez (1892). Observation 55.	Guerm. Docum. sur l'hyst. abd. cot. (1896), p. 52 et *thèse*, Duval. Paris, 1892.	48	0 grossesse.	H. A. T.	† 9ᵉ jour.	»
Schramm (1892). Observation 56.	*Centr. J. Gyn.*, 1892.	64	0 gross., ménop. 54 ans.	H. V.	G.	»
Le Bec (1894). Observation 57.	*Ann. de Gyn.*, 1895.	51	1 grossesse.	H. A. T.	G.	»
Bouilly (1894). Observation 58.	*Soc. Anat. de Paris*, 1894, p. 337.	60	Ménopause à 48 ans.	H. A. T.	?	»
Lauwers (1890). Observation 59.	*Soc. belge gyn. et obst.*, 1897.	?	»	H. A sus V.	G.	† quelques mois après de récidive abdominale.
Lauwers (1890). Observation 60.	Id.	59 1/2	»	H. A. V.	G.	»
Martin (1890).	Ueber myome: Verhande d deutsch Gesellschoeft f. Gyn.	51	»	H. V.	»	»
Lohlein (1889).	*Ann. Gyn.*, 1889, p. 39. *Soc. obst. et gyn.*, Berlin (juin 1889).	54	»	H. V.	»	»
Pollosson (1896). Observation 61.	*Sc. méd. de Lyon* (avril 1896).	46	»	H. A sus V.	?	»
Citadini (1897). Observation 62.	*Sem. Gyn.*, 1897, p. 183.	60	2 gross., ménopause à 52 ans.	H. V atypique.	G.	»
Duret (1897). Observation 63.	Camelot: *Sem. Gyn.*, 1898, p. 285. *Journ. sc. méd. de Lille*, 1898.	49	0 gross., ménop. à 45 ans	H. A. T.	G.	Revue 7 mois après bien portante.
Duret (1897). Observation 64.	Id.	65	Multipare.	H. A. T.	† 2ᵉ jour.	»
Martin (1897). Observation 65.	*Normandie méd.*, 1897, p. 461.	39	4 grossesses.	H. V.	G.	Revue 1 mois après bien portante.
Lauwers (1897). Observation 66.	*Bull. soc. belge gyn. et obst.* (1897).	60	»	H. V.	G.	»
Lauwers (1897). Observation 67.	*Bull. soc. belge gyn. et obst.*, 19 fév. 1898.	42	0 grossesse.	H. A. sus V., amp. col. 15 jours après.	G.	Revue qq. mois après bien portante.

| AUTEUR. — DATE | DIBLIOGRAPHIE | AGE | VIE GÉNITALE | OPÉRATION | RÉSULTATS | |
					IMMÉDIAT	ÉLOIGNÉ
Jacobs (1897). Observation 68.	*Bull. soc. belge gyn. et obst.*, 1897, p. 131.	57	0 gross. (virgo intacta).	H. A sus V.	G.	Santé excellente 10 mois plus tard.
Jacobs (1897). Observation 69.	Id.	53	0 grossesse.	H. A sus V.	»	»
Demons (1898). Observation 70.	De Boucaud. *Thèse*, Bordeaux, 1898, p. 65.	63	1 gross., 3 pert., ménopause à 56 ans.	H. V imposs. H. A. T.	G.	»
Ricard (1898). Observation 71.	*Soc. Anat. de Paris*, 1898, p. 181.	58	»	H. V.	»	»
Faucon (1898). Observation 72.	Personnelle.	56	0 grossesse.	H. A. T.	†	»
Becmann (1898). Observation 73.	*Soc. Gyn. de St-Petersb.* (1898), in *Ann. Gynec.*, janvier 1899, p. 64.	41	»	H. V.	»	»
Doléris (1899). Observation 74.	*Sem. méd.* 1899.	50	1 grossesse, 1 perte.	H. V.	† 7° jour appendicite.	»

3. — Variétés anatomiques spéciales. — Observations dans lesquelles les indications sont insuffisantes.

| AUTEUR. — DATE | DIBLIOGRAPHIE | AGE | VIE GÉNITALE | OPÉRATION | RÉSULTATS | |
					IMMÉDIAT	ÉLOIGNÉ
Duret (1896). Observation 75.	Observation inédite, personnelle.	50	Fib. mult. et vol. du corps. Cancer de l'isthme. — 0 grossesse.	H. A. T.	† schock.	»
Lanelongue (1897). Observation 76.	De Boucaud. *Thèse*, Bordeaux, 1898, p. 57.	38	Fibr. et cancer du col, 4 gros. dont 3 gémel.	H. V.	G.	Bien portante 6 mois après.
Jacobs (1893). (cf. p. 00).	Polyclin. de Bruxelles (15 août 1893).	71	Fib. interst. du corps, cancer col aigu, 0 gross.	»	»	»
Edebohlds (1892).	*Soc. obst. de New-York* (1899).	»	Détails insuff.	H. A. V.	† 16 h. après l'opération.	»
Lauwers (1890).	*Bull. soc. belge gyn. et obst.* (1897).	38	Détails insuff. 0 grossesse.	H. A sus V., amp. col. 15 jours après.	G.	»
Muindé (1894).	»	»	Détails insuff.	H. V.	G.	»
Reynier (1898).	»	52	Détails insuff.	H. V. A.	G.	† 2 mois après ramoll. cérébral.

CONCLUSIONS

1. Les complications du fibrome utérin sont nombreuses, de telle sorte qu'on ne peut pas dire que cette tumeur soit essentiellement bénigne.

2. L'une des plus redoutables est la coïncidence d'un cancer épithélial.

3. L'existense de ces deux néoplasmes, fibrome et cancer, dans un même utérus est considérée comme rare ; toutefois, depuis que l'attention a été attirée de ce côté les cas se multiplient.

4. D'après l'étude que nous avons faite de toutes les observations que nous avons pu trouver, il nous semble que la coexistence du cancer épithélial et du fibrome de l'utérus n'est pas un fait de pur hasard.

Dans les cas où il y a fibrome et cancer du corps on invoque la transformation de l'endométrite glandulaire, amenée par le fibrome, en adénome métatypique et en carcinome.

La même théorie est probablement applicable aux cas un peu plus fréquents où il y a fibrome du corps et épithélioma du col. Cependant, pour expliquer ce fait, d'autres mécanismes que nous avons exposés longuement ont été invoqués, tels que : irritation lente, chronique, entrenue dans l'utérus par le fibrome ; troubles mécaniques (tiraillement, déviation du col utérin) s'accompagnant de modifications dans la circulation, écoulements de nature différente donnant lieu à des modifications anatomiques profondes de la muqueuse du col.

5. Nous pensons que souvent le diagnostic est possible. Il est d'ordinaire facile quand il s'agit d'épithélioma du col compliquant le fibrome du corps. Il est plus délicat quand il s'agit de la dégénérescence maligne de la muqueuse corporéale d'un utérus fibromyomateux. Si, en même temps qu'il existe un fibrome utérin, il se fait un écoulement séreux, muqueux, louche ou même purulent, très souvent odorant, s'il se produit des hémorragies violentes et des accès douloureux intenses comme expulsifs, surtout si ces accidents se manifestent à la ménopause vers la cinquantaine, ils doivent faire soupçonner la coexistence d'une dégénérescence maligne de la muqueuse utérine. L'examen direct permettra souvent d'affirmer le diagnostic.

6. La présence du fibrome constitue une indication de plus pour l'hystérectomie abdominale qui, on le sait, tend aujourd'hui à se substituer à l'hystérectomie vaginale dans le traitement du cancer utérin. Cette dernière ne peut être réservée qu'à un nombre de cas très limité. L'intervention devra être précoce et complète.